U0395617

情绪急救

应对各种日常心理伤害的策略与方法

【美】盖伊·温奇博士 Guy Winch, Ph.D. / 著

孙璐 / 译

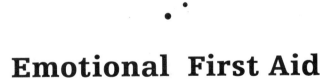

Emotional First Aid

Practical Strategies for Treating Failure，
Rejection，Guilt，
and Other Everyday Psychological Injuries

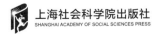

上海社会科学院出版社

SHANGHAI ACADEMY OF SOCIAL SCIENCES PRESS

目 录
Contents

前　言

　　如果你问一个 10 岁的孩子，感冒时应该怎么做，他会立刻建议你上床休息，然后再喝点鸡汤。如果你问他，膝盖磕破应该怎么办，他会建议你先清洁伤口（或者涂上抗菌软膏），再进行包扎。孩子们还知道，要是你的腿骨骨折了，就必须打上石膏，这样才能矫正骨头的错位。如果你接着问，为什么这些措施是必要的，他们会告诉你，只有这样做，才能医治疾病，防止病情恶化，否则，感冒可能会变成肺炎，伤口可能受到感染，而如果断骨愈合不正确，取下石膏后，你行走起来仍然会有困难。如果在他们很小的时候，我们便教导过孩子们如何照顾自己的身体，他们通常都会学得很到位。

　　然而，当你问一个成年人，如何减轻拒绝带来的尖锐痛苦、孤独引发的毁灭性的疼痛，或者失败导致的极度失望？人们往往对如何医治这些常见心理创伤所知甚少。你问如何从自卑、丧失等状态中恢复过来，成人们往往会觉得受到了挑战。你又问如何应对痛苦的反刍和难以摆脱的内疚感，他们往往会显出茫然无知或者羞怯的神色，并且努力想要改变话题。

　　有些人可能会自信地建议，最好的治疗方法是与朋友或家人谈论我们的感受，可以肯定的是，在他或她的心目中，任何心理健康专家都不会反对谈论你的感觉。然而，在某些情况下，谈论自己的感受或许有用，而在其他情况下，这样做可能会带来损害。如果你指出了这一点，对方很可能同样会显出茫然和羞怯的神情，然后努力试图改变话题。

我们很少或几乎从不会有目的地治疗心理创伤的原因，是缺少方法和工具。诚然，在这种情况下，我们可以寻求心理卫生专业人员的意见，但这样做往往是不切实际的，因为生活中遇到的大多数心理创伤，都没有严重到需要专业干预的程度。正如我们不会在咳嗽或流鼻涕时马上去看医生一样，我们也不会在每次被约会对象甩掉或遭到老板吼叫时找心理医生哭诉。

虽然每家每户都有一个药箱——装满了绷带、药膏和止痛药，用于治疗身体伤痛，但我们并没有准备心理伤害的药箱，所以遇到心理伤害时，我们只好忍着，就像有时候忍受身体伤害一样。本书提到的每一种心理创伤都极为常见，对每个人来说它们都会引起精神痛苦和潜在的心理损害。尽管这些事会经常出现在我们的生活中，然而迄今为止，我们还没有掌握有力的手段来缓解疼痛抚平伤害。

针对此类伤害实施情绪急救，可以避免它们影响我们的心理健康和情绪的恶化。事实上，如果我们能够尽早采取情绪急救，很多需要专业治疗的心理状况都会得到避免。例如，不断回想痛苦的反刍倾向很快会发展为焦虑和沮丧，失败和被拒绝的经历也很容易引起自卑。治疗这些伤害，不仅可以加速伤口的愈合，也有利于防止并发症，并避免其向严重方向发展。

当然，如果出现了严重的心理伤害，情绪急救无法替代精神健康专业人士的帮助，这时甚至还需要我们去医院找医生治疗。但是，虽然我们知道身体伤害严重到一定程度就要去医院，但却不明白心理健康亦是如此。大多数人能够判断伤口是否需要缝合，以及肿胀挫伤和骨折之间的差异，知道自己是否脱水，是否需要输血，然而，当涉及心理创伤的时候，我们不仅缺少必要的处理手段，也缺乏识别其是否需要专业干预的能力。结果，我们往往忽视了心理创伤，直到它们严重到足以影响我们的生活。如果膝盖破了，我们永远不会坐视不管，任其阻碍我们的行走能力，然而，我们却会对自己的心理创伤无动于衷，

在对待身心伤害方面出现这种矛盾令人非常遗憾。如果不存在情绪急救技术，如果心理创伤不可能治疗的话，这种状况或许还可以忍受，然而，现实并非如此。随着心理学研究在众多领域的最新进展，人们已经推出了针对各种常见心理伤害的大量治疗方案。

这本书的每个章节都描述了一个常见的心理伤害，以及可供我们应用的各种情绪急救技术，以便缓解情绪上的痛苦和防止问题变得更糟。这些基于科学的技术都可以自我管理，就像我们自我管理身体伤害的处理方式一样，你也可以把他们介绍给自己的孩子。本书中的疗法相当于我们心理健康医药箱中的备用药品，可供我们随身携带，并在生活中提供帮助。

在研究生院，我研究过几年的临床心理学，那时，我经常遭到这样的批评，就是针对如何减轻病人的情感伤痛，我往往会给出明确而具体的建议。"我们在这里进行的是深入的心理学研究，"

一位主管曾经这样告诫我，"而不是分发心理学阿司匹林片——这种药不存在！"

然而，提供紧急救济和做好深层次的研究工作并不互相排斥。我相信每个人都应该有机会获得情绪急救治疗，就像他们的身体伤口应该得到及时包扎一样。多年来，我提炼了许多创新性的研究成果，并将它们转化为实际的建议，用以治疗病人在日常生活中遇到的情感伤害。之所以这么做，还有一个额外的原因——这些建议都很有效果。这些年来，我的病人、朋友和家人一直催促我把这些情绪急救的方法集结成书。如今，我决定遵行他们的建议，因为到了我们应该更加重视心理健康的时候，我们到了应该像做牙科保健那样维护心理卫生的时候，我们到了每个人都需要一个心理药箱的时候——这个药箱里存放着治疗情感创伤的创可贴、抗菌药、冰袋和退烧药。

总之，一旦我们知道治疗心理疾病的"阿司匹林"确实存在而不去使用，那将是很愚昧的。

如何使用这本书

本书的7个章节涵盖7种生活中常见的心理伤害因素：拒绝、孤独、丧失、内疚、反刍、失败和自卑。虽然它们分别被列入独立的章节，但我建议你阅读这本书的全部内容。即使一些章节之间并没有直接的相关性，但了解各种心理伤害之后，我们就可能应付一些紧急情况，或者在朋友和家人遇到这些伤害时识别它们。

本书的每一章都分为两部分，第一部分描述每种因素所引起的具体心理伤害——包括那些我们常常认识不到的伤害。例如，我们都知道孤独会导致情绪上的痛苦，但我们可能不知道的是，未经治疗的孤独伤害会对我们的身体健康造成严重影响，甚至可以缩短我们的预期寿命。还有一个不太明显的事实是，孤独的人往往会发展出一种自我挫败的行为方式，导致他们下意识地把那些能够减轻其痛苦的人推开。

每个章节的第二部分，向读者提供了用于治疗第一部分所讨论的伤害的方法。我会先给出一般治疗指南，阐明在何种情况下采用何种疗法，还有"治疗摘要"和"用法用量"等。因为这本书好比是一个家庭心理药箱，并不能替代训练有素的专业心理医生的治疗，所以，我在每个章节的最后，都会提醒符合条件的读者咨询经过培训的精神卫生专家。

本书中的建议都是基于发表在一流学术期刊上的顶尖科学研究成果，它们通过了严格的同行评审程序。在注释部分中可以找到每项研究和疗法的参考资料。

第一章

||||||||||||||

拒 绝

情绪伤害和日常生活的摩擦伤害

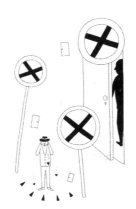

　　我们在生活中遭遇的所有情感创伤里面，拒绝也许是最为常见的一种。上中学之前，我们已经经历过诸如加入球队的申请可能遭到拒绝，最后一个被选入团队，或者没有被邀请参加派对，在加入某个小圈子时被好朋友漏掉，遭到同学的嘲笑或欺负，等等。当我们最终摆脱了这些童年的负面经历，却发现作为成年人又要面对全新的被拒绝的体验：我们被潜在的约会对象、潜在的雇主和潜在的朋友拒绝，配偶拒绝我们的性要求，邻居对我们冷面相向，家庭成员拒绝我们关注他们的生活。

　　拒绝是心理的切割伤和刮擦伤，它们会将我们情绪的表皮撕开，刺入血肉。有的拒绝引发的创伤是如此严重，以至于在心理层面切割出深长的伤口，"血流不止"，需要紧急救治。有人可能认为，由于我们遇到过各种各样的拒绝，所以，对它们给情绪、思想和行为造成的影响，我们应该有着清晰的认识和了解，然而，实际情况并非如此。我们大大低估了拒绝引起的疼痛和它们造成的心理创伤。

拒绝导致的心理创伤

拒绝会导致 4 种不同的心理创伤，其严重程度取决于当时的情况和我们的情绪健康水平。具体来说，拒绝引起的情绪痛苦是如此的尖锐，以至于影响到我们的思想，让我们充满愤怒，削弱我们的自信和自尊，动摇我们最基本的归属感。

我们经历的很多拒绝相对较为温和，随着时间的推移，它们造成的伤口可以愈合。然而，如果治疗不及时，连温和的拒绝导致的伤口也会发生"感染"，造成心理的并发症，严重影响我们的精神健康。如果我们经历的拒绝成了生命中不能承受之重，此时使用情绪急救的方法对创伤进行紧急治疗就会发挥极大的功效。这样的救治不仅能减少"感染"或并发症的风险，同时也会加快我们情感愈合的过程。为了对情绪急救实施管理，并成功地治疗拒绝导致的 4 种不同的心理创伤，我们需要对它们建立清醒的认识，全面意识到我们的情感、思维过程和行为在遭受拒绝的过程中所经历的伤害。

1. 情绪上的痛苦：为什么简单的拒绝也会造成很大的伤害？

请想象一下，你和两名陌生人坐在等候室中。其中一个人看到桌上放着一个球，就把它拿起来，扔给另一个人，那个人微笑着，看了看球，又把球扔给了你。让我们假设，你扔球和接球的能力都足以完成这项任务。你把球扔回给第一个人，他又迅速把球扔给第二个人，但是，接下来，第二个人没有把球扔给你，而是扔还给了第一个人，这意味着你被排除出了游戏。面对这种情况，你会有什么感觉？你的感情是否会受到伤害？此事能否影响你的情绪？你的自尊心会受到何种影响？

对于上述假设，我们大多数人会嗤之以鼻："两个陌生人在等候室和我扔一个愚蠢的球，这有什么大不了的！谁会在乎？"但是，当心理学家进行实际调查时，却发现人们的确在乎，而且，在乎的程度远超我们的想象。实际上，扔球场景是一个精心设计的心理学实验，两名"陌生人"是研究人员扮演的，扔完第一轮或第二轮球之后，他们故意让"被试者"（他以为他们都在等待参加另一个完全不同的实验）出局。几十例实验结果表明，被排除出扔球游戏之后，人们会体验到显著的感情痛苦。

相比于我们在生活中遇到的大多数拒绝，这些研究结果为什么值得我们注意？因为在扔球游戏中，被两名陌生人排除在外，是一种十分温和的拒绝。如果连这种琐碎的小事都会引起尖锐的情绪痛苦（情绪低落甚至自尊下降），我们就能认识到真正意义上的拒绝通常会带来何种痛苦。所以，被约会对象拒绝、被解雇或者发现我们的朋友背着我们见面的时候，我们的情绪健康会受到极大的威胁。

事实上，将被拒绝的感受和我们在生活中遇到的其他所有负面情绪区分开的东西，正是被拒绝所引发的痛苦的程度。在遭到显著程度的拒绝之后，我们常常将随之而来的情绪痛苦形容为肚子上挨了一拳或者胸口被捅了一刀。当然，很少有人真的被刺中过胸部。然而，当心理学家请人们将遭到拒绝的痛苦与身体上的痛苦进行比较时，他们会将遭到拒绝的痛苦程度与自然分娩或者癌症治疗的痛苦相提并论！作为参照物，我们不妨想象一下其他情绪痛苦的体验，如强烈的失望、沮丧或恐惧，将它们导致的不愉快和苍白的脸色，与遭到拒绝引发的仿佛来自内心的痛苦互相比较一下。

但是，为什么拒绝导致的伤害比其他情感创伤更为剧烈？

答案就在我们人类的进化史之中。人类是社会性的动物；在原始时代，被部落或社群拒绝，就意味着失去了获取食物、受到保护和交配求偶的权利，从而很难生存下去。遭遇这种放逐的原始人，相当于被判处了死刑。被排斥在外的后果是如此的极端，以至于人类的大脑发展出一种早期预警系统，当存在"被踢出群体"的风险时，该系统就会触发尖锐的痛感，告诉我们，自己被社会群体排斥了。

事实上，大脑扫描显示，当我们经历拒绝和体验身体痛苦的时候，被激活的脑区是完全相同的。值得注意的是，这两个系统是如此紧密地联系在一起，在进行扔球实验之前，如果科学家给被试者服用镇痛药扑热息痛（泰诺）的话，与没有服药的被试者相比，他们的疼痛感会大为减轻。可悲的是，其他不良情绪，如尴尬，却不具备同样的特点，当我们弄错公司的万圣节派对时间、打扮得时髦前卫出现在办公室时，服用扑热息痛则并无效果。

被拒绝的人拒绝理性

玛莎和安杰洛来做夫妻心理治疗，因为安杰洛6个月前被公司裁员后，一直未能找到新的就业机会。"20多年来，我一直在那个货运公司上班，"安杰洛解释道，他的脸上仍然带着受到伤害的表情。"那些人是我的朋友！他们怎么能这样对我？"

虽然最初的时候玛莎一直同情安杰洛，但她逐渐变得不耐烦，安杰洛无法从情感挫折中恢复并找到新工作，这令她感到失望。安杰洛很快就像玛莎一样对他自己感到失望，他试图激励自己，告诉自己要努力，然而，他却只觉得心情的痛苦消耗了自己所有的精神。他试图用理性说服自己忘记伤害，"挺过去"，但毫无效果。

我们中的许多人都会发现，说服自己忘记被拒绝的伤害很是困难。拒绝的破坏性如此之大的原因之一是，在试图减轻我们所感觉到的痛苦时，我们的理性、逻辑和常识通常都是无效的。例如，如果一位被试者在参加了通过电脑进行的扔球实验（被称为"虚拟球实验"）之后，即使科学家告诉他，刚才的扔球游戏是故意设计的，他并不是真的被拒绝了，他的痛苦感觉也不会有多大的缓解。不过，顽强的科学家们并不甘心接受这样的结果，于是，他们告诉其他实验组的被试者，拒绝他们的人是三K党成员，因为科学家认为，如果拒绝你的人是你所轻视的，你受到的伤害可能会少一些。然而，被试者的痛苦感并没有减少。科学家们甚至试过将虚拟球换成虚拟炸弹，能够随机"炸死"持有它的人，但当两名陌生人拒绝将虚拟炸弹扔给被试者的时候，被试者仍然会感到同样的痛苦。

被拒绝的体验也会影响我们运用合理的逻辑清楚地思考其他问题的能力。例如，只是要求被试者回想起他们遭到拒绝和排斥的经历，在接下来的智商测试、短期记忆测试、推理和决策能力测试中，他们的分数都会大幅走低。

与恋爱有关的拒绝在扰乱我们的大脑、损害我们的判断方面特别有效。即使我们的恋爱关系刚刚开始，甚至还没有开始（关于长期或者严肃的恋爱关系破裂后的情绪疗愈，请看第三章），我们也能感受到被拒绝的那种痛苦。我的一位年轻同事，为了给他在夏季度假时遇到的女人一个"惊喜"，买机票到欧洲去看她——尽管此前她已经明确告诉他，她并不热衷于追求浪漫关系。但因为遭到这一拒绝而感到伤心的那位年轻人还是说服了自己，认为他即兴的"浪漫之举""当然会融化她的心，改变她的想法！"当他出现在那位女士的家门口的时候，对方的确非常吃惊，但惊讶过后，她唯一改变了的东西，就是她家的门锁。这一类拒绝所引起的绝望的感觉，会让很多人分不清浪漫之举与恐吓骚扰之间的区别。

2. 愤怒和攻击性：为什么遭到拒绝的人可能会敲打门板和墙壁？

拒绝往往引发愤怒，让我们有攻击性的冲动，如十分想要击打什么东西，特别是在那些拒绝我们的人面前做这些事，但有时也会在旁观者面前发泄一番。有很多无辜的路人就见证了刚刚遭到拒绝的人打坏门板、重击墙壁的情景，有时候，这些破坏者中也不乏柔弱的女性（当然，那些砖墙和结实的木头门肯定不会轻易就被他们破坏掉）。当我们拒绝别人时，一定要警惕，因为，被你拒绝的对象可能也会做出这样危险的举动。即使我们打算拒绝的人是出了名的老好人，我们的名贵家具或门板依然有可能处于严重的危险之中。

为了避免出现上述情况，我们应该考虑到，即使是最无关紧要的拒绝，也会导致最具攻击性的举动。例如，在参加过虚拟扔球实验之后，如果允许被试者向其他无辜的参与者发送令人不愉快的白噪音的话（事先告诉被试者，这些参与者对实验并不知情），与没有遭到拒绝的人相比，他们发送的噪音更响、持续时间更长。在不同的系列实验中，与没有遭到拒绝的人相比，被拒绝者会强迫无辜的参与者吃下 4 倍多的辣酱，或者让他们喝下味道可怕的饮料、听极其难听的录音带。你或许会想，设计这些实验的科学家一定经常收到电视真人秀节目组的邀请，委托他们设计那些令人恶心的参赛节目，好吧，我也是这么猜测的。

遗憾的是，对于拒绝引起的愤怒，我们倾向于以更为消极的方式加以抑制。反复遭到严重的拒绝，会诱发伤害程度远超上文提到的白噪音与辣酱等发泄方式的攻击行为。如果这种性质的心理创伤得不到及时治疗，就会迅速"感染"，对一个人的精神健康构成严重的威胁和损害。造成伤害与自我伤害的攻击行为在新闻报道中屡见不鲜，诸如被抛弃的情人寻求报复、被解雇的工人……"怒不可遏"、受到欺负的孩子竞相自杀等等，仅仅是遭到拒绝的症状没有得到治疗的一些极为常见的后果而已。

2001 年，美国外科医生联盟发表的一份报告指出，比起参与帮派、贫困或使用药物，社会排斥更容易引起青少年的暴力行为。受到排斥的感觉是情侣间暴力行为的极大诱因。许多暴力事件是由嫉妒、对不忠的怀疑导致的，它们与遭受排斥的情绪密切相关。科学家们研究了男性杀死妻子的 551 个案例，发现几乎一半是因为分居或即将分居导致的。实际上，事后，这些谋杀妻子的男性常会承认，他们无法应付自己遭受拒绝的感觉。

对 15 起校园枪击案件的研究（包括 1999 年的科伦拜恩高中悲剧，当时两个学生开枪杀死了 12 名同学，1 名老师）表明，其中的 13 起案件的肇事者遭到过同学的严重拒绝和排斥。在多起案件中，枪手的特定袭击目标是那些曾经欺侮、嘲笑或拒绝过他们的人，往往首先被射杀的就是这些人。

在一定程度上，我们都经历过拒绝和排斥，幸运的是，只有极少数人会登上报纸的头条。然而，排斥和攻击行为之间的联系是强有力的，因此，认识到拒绝可能导致的痛苦，有助于我们纠正和规范自身的行为。

3. 受损的自尊：在伤口上撒盐

经历深刻或反复的拒绝，对我们的自尊极其有害。事实上，即使是回忆起过去曾经遭受的拒绝，也足以让你的自我价值感暂时下降，自尊也会随之降低。而且，我们常会通过自我批判进一步拉低已经跌落的自尊心。虽然这种回应方式十分常见，但很容易在原来就遭受拒绝的基础上造成心理伤害，并且形成"感染"，以至于对我们的心理健康造成真正的破坏性影响。

安杰洛失去了货运公司的工作，原因是公司为了削减成本，将他所在的部门整个裁掉，但他却认为自己被解雇是公司针对他个人的行为（"那些人是我的朋友！他们怎么能这样对我？"）。将被拒绝的原因个人化，让安杰洛觉得自己被老朋友和老同事抛弃了。他避免与自己前公司的人接触，因为他相信，与他们沟通只会让自己承受他们对他的不满、失望和不尊重——尽管这样的担心完全没有根据。当朋友和同事联系他（他们当然会这样做）的

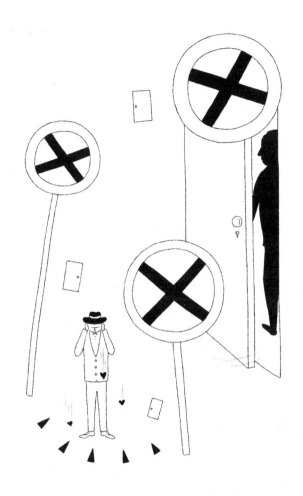

　　经历深刻或反复的拒绝，对我们的自尊极其有害。事实上，即使是回忆起过去曾经遭受的拒绝，也足以让你的自我价值感暂时下降，自尊也会随之降低。而且，我们常会通过自我批判进一步拉低已经跌落的自尊心。虽然这种回应方式十分常见，但很容易在原来就遭受拒绝的基础上造成心理伤害，并且形成"感染"，以至于对我们的心理健康造成真正的破坏性影响。

时候，他拒绝答复他们的电子邮件和语音留言——尽管这些邮件里面含有其他工作职位的信息。几个月后，他的朋友们完全不和他联系了。安杰洛则认为，他们最终的沉默恰恰说明他们一开始就没有在意过他。

安杰洛并非孤例。我们都有一种倾向，将受到拒绝的原因个人化，并且据此总结出自己的一些缺点——而这完全是捕风捉影。不妨回想一下你被恋爱对象拒绝的经历（如果有的话），当时，你是否把自己可能犯过的错误都列了出来？你是否认为自己没有足够的吸引力、不够成熟、不够聪明、不够有钱或者不够年轻？你是否觉得"这种事总是发生在我身上！"或者"我没有人爱！"或者"我永远不会找到另一半！"？拒绝尽管是面向个人的，但很少有我们想象的那样针对个人，就算如此，它们也很少说明我们的确存在种种缺点。

除了不必要地将拒绝个人化，我们还倾向于以偏概全——即使我们没有理由这样做（例如，思考一番之后，我们得出结论："这种事总是发生在我身上"，或"我永远也不会找到另一半"），或者批判自己，认为我们如果采取不同的对策，就可以避免遭到拒绝。恋爱方面的拒绝特别容易引起不必要的自我批判，很多人会花费大量时间分析他们在语言和行为方面的各种细节，绝望地寻找所谓的"起关键作用的错误举动"（例如，"我为什么要等这么长时间才给她打电话？""我不应该喝最后那次酒！"或者"也许向她展示我收藏的埃尔默 – 法德内裤为时过早"）。

实际上，"关键的错误举动"极其罕见（当然，很有可能，向一位女士展示你的埃尔默 – 法德内裤藏品永远是不合时宜的）。在恋爱关系（或求职）中，我们被拒绝的最常见原因是缺少吸引力，或者不符合追求对象或求职公司当时的特定要求——并非因为我们做错了什么，或者有什么致命的性格缺陷。

以上误解不仅不会起到有益的作用，而且，通过增加不必要的、极不准确的自责，只能加深我们已经感觉到的痛苦，进一步损害我们已经受伤的自尊。受到拒绝的伤害已然够大——我们不需要再在伤口上撒盐，或者在我们已经跌倒的自尊上再踢一脚。

4. 对于我们的归属感构成威胁：那些需要别人的人并不是最幸运的人

我们的自尊心之所以如此脆弱，其中一个原因是，人类的基本需要之一，就是要感受到被他人接受。如果我们的归属感在较长的时间内没有得到满足——要么因为我们遭到了拒绝，要么因为我们缺少建立支持性关系的机会——的话，就会对我们的身心健康造成巨大而有害的影响。

有些人就生活在具有挑战性的环境中，以至于他们的归属感难以得到满足。例如大卫，这个年轻人是我多年前的工作对象，在归属感方面，就面临过许多障碍。他的故事告诉我，一旦我们在过往遭受到深刻而反复的拒绝，我们就很难找到自己的位置，"找到归属"就成为人生中最难以解决的问题。

大卫出生时患有一种罕见的遗传疾病，该疾病通常会影响身体多个系统，导致寿命显著缩短（在当时，大多数患有此种先天疾病的孩子会在 20 岁前死亡）。虽然大卫的病情相对较轻，但他童年的大部分时间也是在手术和住院治疗中度过的，疾病不仅影响了他的健康，还影响到他的外表。肌肉与骨骼问题使他的步态不稳，面部特征明显反常，如扁平的上唇、突出的下颚和显著的牙齿损伤。此外，唾液调节方面的问题还使他容易流口水。

出生时病情比大卫的情形更严重的儿童，往往有显著的身体残疾和危及生命的医疗问题，以至于无法进入正规学校就读。由于病情较轻（他的智力没有受到影响），大卫是能够进入小学和中学就读的少数患儿之一。但是，对于他来说，这种"幸运"也需要付出惨痛的代价。他的外表和身体的失调，例如流口水的毛病，使他在整个学生时代的每一天都要遭到同龄人的残酷排斥。

大卫从未接到过参加派对的邀请，他几乎没有朋友，总是独自一人吃午餐。身体失调和肌肉无力使他无法参加课外体育活动或者和邻居家的孩子一起玩耍。而因为与其他残疾孩子相比，他又算比较"健康"的，所以也无法参加残疾儿童的课外活动。结果，在整个童年时期，大卫在归属感方面的基本需要完全没有被满足，而且经常遭到排斥，这给他造成了巨大的情感痛苦。

我遇到大卫时，他刚刚高中毕业，再过几个月，他就要去当地的社区大学上课。虽然上大学让他感到非常兴奋，但他也十分害怕到了新的环境，自己会遭受新一轮的排斥。出于好意，大卫的父母向他保证说，大学生们更加"成熟"，比高中的孩子更包容，所以，比起高中，他能更好地适应大学生活。然而，自出生开始就遭人排斥的大卫的自尊已经被摧毁了，他无法不去恐惧。"他们会看我一眼，然后转身离开。"第一次来参加辅导时，他对我说。"这些人还算好的，那些恶毒的人会转过身去，在背地里笑话我。"

我同意大卫的看法：对他而言，可能无法给人留下良好的第一印象（我觉得，否认他的真实经历是没有必要的）。所以，我问他，如果机会出现，他是否打算纠正这些第一印象。于是，我们开始讨论如何处理潜在的社交互动，并很快就明确了一个问题：大卫的社交技能严重落后。多年的与人疏离和社会经验的缺乏使他经常不清楚某些常见的情况下，怎样的行为举止才是恰当的。对于这个问题，大卫爽快地承认了。

我们决定拿出一个夏天的时间，提升他的社交能力。我们确定了一些潜在的社交情境，利用角色扮演的形式，探讨他的应对方式。大卫也认为，他的同学对他的拒绝或者排斥举动可能并不是完全针对他个人的，而是因为不了解他的疾病，或者看到残疾人感觉不自在。所以，我们决定集思广益，想出所有可能减轻他社交紧张的方法，尽可能地消除同学对他流口水的反感（例如，对此开一些适当的玩笑）。随着9月开学季的到来，大卫觉得做好了开始大学生涯的准备。他仍然担忧被同学排斥，但也认为自己有了更好的方法来应对各种社交情境。我们把下一次辅导的时间定在他第一周的课程结束之后。

大卫走进我的办公室，他脸上的痛苦是显而易见的。他坐到沙发上，深深地叹了一口气。"上第一节课之前，我很早就去了，而且坐在前排。"他说。"其他人都没有坐在那一排。所以，第二节课的时候，我坐到了中间一排，虽然我前面的那排和后面那排都坐满了人，但我坐的那排却没有人。第三节课，我还是早到，但这一次，我等到快上课时才走过去坐在两个人中间。我向他们打招呼，他们点点头，上课几分钟后，其中一个人挪到离我两个座位的地方坐下，另一个再也没有看过我一眼，一下课就跑掉了。别人也是这样，有人会盯着我看，似乎我根本看不到他们在看我，有人则故意移开目光。没有人和我说话，没有人与我有眼神交流，甚至连教授都是如此。"

听到大卫的消息，我非常失望。他经历过如此之多的身心折磨和极端的社会排斥，我真心希望他能够获得积极的体验。我的期望并非过高，因为，我相信，即使是一点点的社会认可，也会大大提高他的自尊和生活质量。我们花了几个月的时间探讨如何纠正大卫可能引起的负面的第一印象，然而，如果他的同学继续避开他，如果没有人坐在他的旁边或者与他进行眼神交流，如果没有人愿意和他说话，这种纠正就很难做到。

大卫的士气正处于低谷，我担心他陷入绝望。一直受到排斥给大卫造成了非常严重的身心创伤，他经历的是大多数人体验不到的更深的情绪上的痛苦。我决心帮助大卫改变现状，我认为他不能过早地失去希望，因为大学只开始了一周。但是，如果他想要获得任何成功的机会，首先需要处理的是刚刚遭到排斥所形成的新鲜伤口。

如何处理拒绝造成的心理创伤

我们面对的很多拒绝是显著的（如安杰洛的经历）、会再次发生的（如发生在学校或工作场所的欺凌），或者两种特点兼备（如大卫经常遭到同龄人和同学的排斥）。在此类情况下，如果不处理因此造成的情感创伤，有可能产生深远的负面影响。但是，并非所有的拒绝都需要情绪急救。例如，扔球实验的"幸存者"即使并不知道这只是一个实验，他们也很有可能完全康复。现在，让我们打开情绪急救的药箱，检视一下我们的治疗方案。

一般治疗原则

拒绝可以造成 4 种不同的情绪创伤，分别是：挥之不去的内心疼痛，愤怒和攻击性冲动，对自尊的伤害，对归属感的伤害。每种创伤可能需要特定形式的情感急救。如同任何一种伤口一样，情绪创伤最好是尽早治疗，以避免"感染"和心理并发症的风险。但请记住，这些只是急救治疗，对于那些给我们的心理健康造成更大或更深刻影响的体验而言，这些方法可能并不适当或不足够。在本章的最后，我提出了一些如何咨询心理健康专业人士的指导方针。

下面的一些治疗方法，有的不止对一种类型的伤口有效果，有的则是专门针对某种伤口的，我已经按照使用的顺序把它们列了出来。疗法 A（处理自我批判）和疗法 B（恢复自我价值）的主要目标是安抚情绪痛苦、修复受损的自尊，疗法 C（修补社会关系）则是修复你受到威胁的归属感。这三种疗法，每一种都有利于减少愤怒和攻击性冲动。疗法 D（降低敏感度）则是备选项，因为它可能带来令人不适的情绪副作用。

疗法 A：与自我批判争辩

虽然我们有必要站在客观角度，考虑自己是否犯了显而易见的错误，从而被人拒绝，以便在未来避免这些错误，但这样做需要非常精细的技巧。我们经常为了搞清楚"什么地方出了错"而过分夸大自身的责任，或者因此变得过于喜欢自我批判。其实这是没有必要的，从我们的性格、外貌或者举止方面挑毛病，只能加剧我们当下的痛苦，加深情绪的伤口，推迟伤势的痊愈。因此，在评估受到拒绝时自己所起的作用时，我们还是应该持论中肯，善待自己，不要执着于任何错误或缺点。

尽管如此，在此类情况下，自我批判的冲动仍然十分强大。为了避免在自己的伤口上撒盐，我们必须能够与自我批判的声音"争辩"，从更为宽容友善的视角看待问题。为了赢得这场内心的争论，我们需要全面考虑，对遭到拒绝的原因建立更加客观的认识。

与自我批判争辩的练习

1. 列出（以书面的形式）你对于被拒绝一事产生的各种消极或自我批判的想法。

2. 针对不同的拒绝情境，使用一下"反驳"自我批判的方法，结合各种可能的方式，驳倒你列出的所有自我批判的想法。

3. 当你产生自我批判的想法时，一定要立即全面和清楚地在心中阐明你的反驳。

对恋爱型拒绝的批驳

我做了 20 多年的私人心理医生，听说过无数个拒绝追求者以及被追求对象拒绝的故事。人们拒绝追求者的原因有很多，大部分都跟他们自己或者追求者的缺点无关，最常见的原因是，他们认为两人之间没有感觉、不来电。所以，如果你被拒绝了，没有必要抓住自己的缺点不放，不妨考虑一些替代性的解释：也许你不是对方喜欢的类型（例如，她喜欢金发，你的头发是棕色的，或者她喜欢光头男，而你的头发又卷又长）。她有可能对前任念念不忘，或者是家庭或私人生活中有重要的事情需要处理，也许你们仅仅是生活方式不合拍（例如，她喜欢宅在家里，而你喜爱露营和在树林里游荡）。

也有可能的是，在某些方面，对方"配不上你"。比如，你不喜欢谎言，不愿被蒙在鼓里，而他则经常参加派对，喜欢玩消失；你的事业太成功，让他的职业生涯相形见绌；你是个警官，而他最好的朋友是个大麻贩子；或者，你是个有才华的面点师，而他正在努力减肥，不想受到巴伐利亚馅饼的诱惑。那些不愿或不能做出承诺的人，面对过于亲密的关系，就会想要逃走，他可能自我评价不高，觉得你竟然对他产生了兴趣，肯定是脑子有病，或者，他可能是一个非常纯洁、善良和敏感的人，不擅长和他人相处。

时机也可能是一个关键的问题。你也许想要安顿下来，但对方不愿意，或者相反；也许你想慢慢来，而对方喜欢速战速决和更加"即时"的关系；或者，你刚刚结束了一段长期的恋爱关系，而你感兴趣的人则不愿意做你空窗期的备胎。

在所有上述情况中，被拒绝者并没有做错什么，拒绝的原因也跟他或她的缺点没有半点关系。底线是，如果别人告诉你"这不是你的错，而是因为我"，一定要相信他们的话！如果他们没对你这样说，也要假装他们说过了。因为无论如何，拒绝是伤人的，所以，还是不要用自责往已经血淋淋的伤口上面撒盐了。

对职场型拒绝的反驳

与恋爱关系相似，如果你被潜在的雇主拒绝，那么原因一般与你的缺陷无关，更有可能是因为你不适合那个公司或者职位。有些职位虽然是对外公开招聘，但却往往从公司内部人员中选择。有些时候，雇主想要寻找具有特定技能或背景的职员，即使他们已经确定自己打算聘请谁，也会多找几个候选人。我就听到过一些雇主承认，他们拒绝求职者的原因，仅仅是他们不满意对方毕业的学校、以前待过的公司或者家庭状况。

科学家越来越关注的一个方面是，在职场中，被我们的工作团队、上司或者两者同时排斥（例如，团队从来不叫上你共进午餐或下班后参加聚会，你有时收不到参加某些会议的电子邮件，或者经常被同事和／或老板责备和孤立）。在大多数情况下，拒绝或排斥是与组织的动态及其文化相关的，而与你的性格和工作绩效无关。例如，即使你指出问题的做法对他们有益，同事们也经常会对指出问题的人敬而远之（回避是令人极为痛苦的一种排斥方式）。

与我共事过的一个年轻人，曾经非常直言不讳地公开抱怨公司的工作条件和薪酬（他抱怨得有道理），结果他很快成为主管"穿小鞋"的目标，尽管一开始他的同事们为他的努力发声欢欣鼓舞，但公司内部的欺凌文化很快让同事们也开始为了讨好主管而对他做出同样不公正的举动。幸运的是，他能够认识到自己在工作中遭受的拒绝并非与自己的绩效（他是个优秀的员工）或性格有关。事实上，他的主动精神和勇气十分令人钦佩。

如果我们在职场中遇到排斥，应该考虑的是，它是否与企业的负面风气或欺凌文化有关，是否出于野心和竞争，或者是为了迎合上级而做出的。这样做将有助于我们避免针对自己的能力和性格做出的毫无根据的假设，避免加剧我们已经体验到的情绪痛苦的破坏性。

对社交拒绝的反驳

我们的友谊和社交圈子通常会为我们的归属感需求提供滋养，但它们也可以是令我们极其痛苦的拒绝来源。我最常听说的一种情况是，不少人发现朋友们背着自己见面。但你没有必要把这种事情的原因归结为针对你个人的，因为事情常常是出于其他原因。例如，你的一群朋友，可能需要在一起做某件事，但却不方便邀请你到场。当然，你和他们混在一起，你也愿意和他们的朋友见面，但他们不一定愿意（这在中学里很常见，但也在成年人群体中发生）。

同样的情况也可能发生在个别朋友之间。例如，有人可能希望你成为他最好的朋友，但你无法付出他想要的时间，实现相关的情感承诺（由于家庭、工作或其他限制等原因，或者这样做会破坏你所珍视的其他友谊），于是，这位朋友与你的另一位朋友走得更近，因为后者愿意付出你无法付出的东西，结果，你与他们两人的友谊受到了忽视。发现他们两人相处的时间超过了与你相处的时间这一事实固然痛苦，但这通常不是你的错，本质上讲也并非他们的错，当然更不说明你不够资格做个朋友。

在其他情况下，你可能会发现自己被某个群体排除在外，对于某些事物，你没有他们那么感兴趣。一些社会群体喜欢扎堆，一遍一遍地讨论同样的话题，比如政治、体育、为人父母或者名人等等。在一个案例中，一位幼儿的母亲被她参加的"妈妈群"排斥，因为她多次试图变换换尿布、母乳喂养和孩子成长的关键阶段等话题，转而讨论其他问题。这样做威胁到了群体的完整性，所以她慢慢地就被边缘化了。有一天，当她终于明白了事情的原因，她实际上大感轻松。她告诉我："如果我再听她们讲清理车座上的呕吐物的故事，我不高声尖叫才怪。"

有时，在我们有所行动之前，我们所在的社会群体也会意识到我们已经超越了这个群体，不再需要他们了。

治疗摘要：战胜自我批判

用法用量：每当遇到拒绝并产生了自我批判的想法，若有必要，不妨多次使用上述方法。

疗　　效：舒缓被伤害的感情，抚慰情绪上的痛苦，减少自尊伤害。

次要疗效：减少愤怒和攻击性冲动。

疗法 B：恢复你的自我价值

减轻拒绝的伤害、修补自信和恢复自我价值的最佳途径之一，就是提醒自己我们的性格中那些别人认为有价值或者让人满意的方面（即使那些拒绝我们的人并不认可）。例如，我曾共事过的一位有吸引力的年轻女士，每当她被男性拒绝或排斥，就会对着穿衣镜打量一下自己，然后大声说："不，这不怨你，你看起来棒极了！"

在大卫的例子里，他需要一种类似的但过程更加复杂的自我验证。大卫患有一种罕见的遗传疾病，进入大学的第一周，他遭到同学毫不掩饰的排斥，就像他的高中同学那样。大卫需要疗愈，但我知道，除非他恢复自尊——哪怕是一点点，否则，他会缺少勇气，向同学做出友好的表示，纠正给他们留下的第一印象。幸运的是，大卫在一个方面的表现相当出色，虽然它和学术没有任何关系，但我确信它可以弥补大卫与同学之间的鸿沟。

不管是上课还是找我来做心理辅导，大卫都有早到的习惯。他会带着几份当地的报纸过来，阅读上面的体育新闻，每一行字、每一个统计数字都不放过。他还会花几个小时听体育广播。所以，大卫对体育运动非常了解，特别是棒球。他是洋基队的铁杆球迷，每当讨论起该队的表现，他的言行举止会出现巨大的转变：他会坐得更直，流利而充满自信地陈述意见。在球队、联盟等体育话题方面，他表现得非常热情、聪敏和有见地。

进入大学的第二个星期后，大卫发现，早早来上课的不只是他，有几个男同学也来得很早，等待上课时，他们也会读体育版面。从他们的服装和随身物品来看，大卫判断他们大部分也是洋基队的球迷。我建议大卫选择其中一个人讨论洋基队的话题，大卫的第一反应却是不同意，因为他深信这样做只能遭到拒绝或忽略。几天后，洋基队在最后决赛中取得了自己的位置。大卫在我们的辅导课上谈论了这个话题，他的分析令人印象深刻。

"我真想把你说的话写下来，"我开玩笑说，"这样我就可以把你的一些观点据为己有，假装是我的观点。"

"我没意见，"他说。"相信我！季后赛时的情况一定会是这样的！"

"你就那么肯定？"

"没有人像我这么了解洋基队！"他自豪地说。

"连那些上课也早到的家伙也比不上你？"我向他挑战。

"当然！"大卫坚持道。

"那么，如果你和他们讨论这件事，一定很有趣。"我指出。大卫没有回答，他非常害怕被拒绝，以至于不敢这样做。但是，在洋基队赢得第一场季后赛之后，当那几位同学讨论球队的前景时，在兴奋的驱使下，大卫不由自主地向其中一位同学发表了一句评论。令他惊奇的是，那个年轻人由衷地赞同他的看法，还伸出手来与他击掌。大卫惊呆了。他又提供了另一个评论。他难以置信地发现，自己已经同时在和两位同学谈论球赛的事情了。

这种上课之前的小互动，对于大卫的自我评价产生了巨大的影响，他变得愿意和同学谈论洋基队的话题了。他激动地发现，同学们也热衷于讨论自己支持的球队的成就。大卫说得越多，同学们对他的观点就越感兴趣。他们的课前讨论很快就成了老习惯，大卫和好几个同学在每节课开始之前都会凑在一起，仔细分析洋基队最新的比赛，预测未来的比赛走势。

这些非正式的聚会对大卫行为和心情的影响至深。他第一次感受到了同龄人的尊重。洋基队越成功，大卫就越渴望去教室与同学们讨论比赛，他越是展现自己的知识和见解，同学们就越认可和欣赏他。有一次，由于说得过于专注，大卫忘记了吞下口水，结果口水顺着下巴流了下来。尽管感到一阵恐慌，但他还是保持了镇定，并且说了一段我们预先商量好的话来解除尴尬。他擦了擦下巴，说："看来你们不是真正的洋基队球迷，除非他们的成功能让你们流口水。"同学们笑了起来，继续他们的讨论，好像什么也没有发生一样。大卫化解潜在尴尬的能力有助于进一步提升他的自信。

幸运的是，那一年，洋基队在季后赛中的表现相当精彩，从而为大卫提供了与同学们互相了解的充足机会。令他最感到骄傲的时刻是，有一次，他去得比平时晚一点，刚过去就听到一个同学问另一个人："大卫呢，那个洋基队球迷？"大卫立刻走过去，结果受到了热烈的欢迎。

"这是我第一次听到有人谈论我。"大卫在后来的辅导课上承认。"在别人眼中，我总是属于怪人、弱智和傻瓜。"他停顿了一下，露出了灿烂的笑容。"现在我是大卫，洋基队的球迷！"大卫自豪地笑道，"我觉得自己终于找到了归属，我似乎属于他们中的一员，他们像对待一个真正的人一样看我，我无法告诉你那种感觉有多好！"

自我价值感在大卫的创伤恢复过程中起到了至关重要的作

用，虽然就情感愈合的目标而言，他还有很长的路要走，但他已经在大学第一学期体验到了社交的认可，并且在人生中第一次体验到了归属感。

恢复自我价值感的练习

　　下面的练习会帮助你意识到自己性格中有意义的方面，恢复你的自我价值感。

1. 列一张书面清单，写出你认为自己最有价值的五个性格、特点或品性，尽量涉及一些和你被拒绝有关的方面。一定要花时间仔细思考你的重要品质（例如，如果你是被追求对象拒绝，那么，你可以列出自己的相关优点：有爱心、忠诚、善于倾听、体贴和可靠等等）。

2. 按照各种品行的重要性为其排序。

3. 选择前三项中的两项，针对每一项写一篇短文（一两段即可），涵盖以下几点：

　　• 为什么这种品行对你来说具有重要性？

　　• 这种品行是如何影响你的人生的？

　　• 它为什么是你的自我形象的重要组成部分？

治疗摘要：恢复自我价值

用法用量：当你遭到拒绝时使用，如有必要，应重复使用。

疗　　效：舒缓感情伤害和情绪痛苦，重建受损的自尊。

疗法 C：修补社交感受

虽然拒绝的刺痛可以让我们在接触人群时犹豫不前，但我们要努力克服这些恐惧，向我们的社交网络寻求支持，找到其他方式来重新建立社交归属感。社交支持能够缓解各种压力，尤其是在你遭受拒绝之后，它显得特别有价值。它能够立刻提醒我们自己的重要性，从而帮助我们恢复受伤的归属感。研究表明，在被试者遭到拒绝后，实验者即使稍稍表现出友好的举动，也足以降低被试者的攻击性。另一项研究表明，与不熟悉的同龄人在线聊天也能提升遭到拒绝的青少年和年轻成人的自信。

有时候，受到拒绝之后，从亲密的朋友和知己那里获取社交支持可能不是那么容易，因为他们很可能低估了拒绝给我们造成的痛苦。我们其实都不擅长估计自己或别人经历的身心痛苦的程度（除非我们也在当时碰巧遇到一模一样的痛苦）。例如，大多数打算在分娩中放弃使用止痛药的女性，一旦真的生产时，会马上改变主意。

因为受到欺凌而决定采取极端行为（例如自杀）的学生的家人、朋友和教师，往往会震惊于他们的举动，因为他们并不理解当事人的感觉糟糕到了何种程度。最近的一项可靠研究发现，比起没有参加过扔球实验的教师，参加过实验的教师能够更好地理解受到欺凌的学生的感受，他们还认为，欺凌行为应该得到更严厉的惩罚。

当我们经历的排斥涉及歧视的时候，社交支持甚至变得更加重要。虽然我们愿意相信自己生活在一个开明的社会，但到了需要接受那些与我们不同的人的时候，事实却并非如此。无论种族、民族、性取向、宗教信仰、残疾、性别还是年龄，都可以成为导致数以百万计的人被他们的朋友、家庭、雇主、邻居和陌生人拒绝或排斥、经历极端痛苦的因素。事实证明，成为被歧视的目标后，从我们所在的社群寻求支持能够减少愤怒和抑郁情绪，加强我们的群体认同，从而抵消主流文化的某一方面对我们造成的伤害。

寻找更好的归属关系

我们对归属感的需求是可以置换的，这意味着，新的关系能够在心理层面取代已经结束的旧有关系的位置，在它们更适合我们的个性和兴趣的情况下更是如此。鉴于遭到排斥和拒绝是如此的痛苦，我们不妨多多考虑自己的追求对象、社交圈子、朋友或雇主是否真的适合我们的个性、兴趣、生活方式或职业。

我们对社会群体的选择往往受到环境的激励，我们会自然而然地亲近随机分配给自己的大学室友、工作中的同事，或者我们的孩子的玩伴。有时候我们会和他们建立友谊，有时这种关系会随着我们或他们的发展而解散，因为促成这种关系的环境改变了：例如，我们从大学毕业、换了新工作，或者我们的孩子不再和原来的玩伴一起玩耍等等。尽管一开始的时候我们会觉得受到了排斥，但后来就不会因为结束了这些关系而感到那么的痛苦。

有时候，仅仅是花时间与那些我们觉得合得来的人在一起，就算很少说话（例如和伙伴打篮球或者与朋友观看演出和电影），我们也会体验到一种强大的社会联系感。当寻找一对一的社交支持时，我们应该仔细地考虑自己的选择，特别是在我们刚刚遭受过拒绝的情况下。亲密的朋友可能非常关心我们，然而，如果他们表达同情和支持的能力有限，那么，他们可能并不是我们的最佳选择。

那些曾经患有严重的疾病或者残疾（例如大卫）的人，很可能已经体验过被人歧视或者忽略的感觉——例如，别人会避免与你接触、"忘记"打电话给你或拜访你，甚至完全不和你联系。癌症患者以及患有其他疾病的人，常常加入支持小组来获取帮助，以便处理自己的疾病压力，保证治疗的顺利进行，并且从那些同样与病魔做斗争的人那里获得支持。

享受"社交零食"

与那些能提供社交支持和归属感的人联系固然很好，然而，我们未必总能找到他们。在电影《荒岛余生》里，查克·诺兰（汤姆·汉克斯饰）就独自被困在一个孤岛上 4 年，在此期间，为了填补社交饥饿，他只能看着女朋友凯莉的照片，还大声对着一只他命名为"威尔逊"的排球讲话，结果这只排球成了他心爱的伴侣。这好比在我们无法完全吃饱的时候，哪怕吃点零食也可以勉强充饥，聊胜于无，在我们感到被拒绝、排斥或孤独的时候，把重要的情感联系当作零食吃下去，也能够缓解"社交饥饿"。

社交零食可以有多种形式，但科学家们发现，在遭到拒绝后，我们所爱的人的照片是最有营养的"零食"。在一项研究中，受试者把亲人或名人的照片放到自己的办公桌上，然后按照实验要求清楚地回想自己过去被严重拒绝的经历，结果，那些桌子上放了名人照片的人，心情大幅下跌，而放置亲人照片的人的情绪则几乎没有什么变化。此类发现说明，我们或许可以建议升入中学的青少年用慈爱的祖父或者善良的阿姨的照片代替他们房间墙上贴着的歌星和影星的海报。

　　照片不是唯一有营养价值的社交零食。其他实验证明，仅仅是回想那些积极的关系或温馨的互动，就足以让我们减轻被拒绝的痛苦。此外，还可以阅读有意义的电子邮件或信件、观看亲人朋友的视频，或者从有价值的纪念品那里获取营养。从这方面来看，纪念品和无生命的物体也会带给我们温暖，特别是我们感到既被排斥又孤独的情况下，例如查克·诺兰和排球"威尔逊"。所以，当你下一次去找追求对象表白，或者申请新的工作的时候，不妨在口袋里装上亲朋好友的照片，如有必要，带上一只排球同去也无可厚非。

　　治疗摘要：恢复社交归属感

　　用法用量：当你被拒绝的时候使用该疗法。鉴于有很多方法都可以帮你恢复社交归属感，根据实际情况，你可以采取不同的形式来运用本方法（例如，与欣赏你和爱你的家人度过一个下午，然后把他们的照片当作社交零食好好享用）。

　　疗　　效：恢复你的归属感，减轻愤怒和攻击性的冲动。

　　次要疗效：舒缓感情伤害和痛苦，重建受损的自尊。

疗法 D：自我脱敏

那些打过自我推销电话（如打给潜在雇主自我推荐或者请人为慈善机构捐助）的人，都知道打最初几个电话的时候有多困难。听到对方说"不，谢谢"，然后在你耳旁挂掉电话，是非常令人不愉快的经历。然而，有时候，当你打到第五个或者第六个电话的时候——我们就开始不觉得这些回应是针对你个人的了，我们会耸耸肩，无所谓地继续打下去。演员和音乐家们也有同样的经历，如果一个演员很少参加试镜，被拒绝后可能会很痛苦，但那些每周都试镜的人，会很容易就接受这种拒绝。

出现这种情况的原因，是一个叫作"脱敏"的心理过程。我们越是接触那些令人不舒服或不愉快的情况，越会感到习惯，结果就会觉得不那么困扰。当然，这并非适用于所有情况，例如我们遭受重大拒绝的时候。有些人生经历是深切而痛苦的，无论当事人多么习惯，都会对其造成情感伤害。不过，当涉及邀请别人出门约会、给潜在雇主打求职电话、申请实习或教育机会、交新朋友时，试着进行自我脱敏是很有益处的。

我曾经有一个 20 多岁的男性病人，因为害怕被拒绝，他不敢随便接近女性，于是我给他一个任务：在一个周末的时间里邀请 9 位女士约会。他打算参加三个不同的社交活动，我向他保证，如果他在每个活动中认识三名女性，当他参加到第三个活动（那是个同事间的生日聚会）的时候，对于被拒绝这件事，他就会有完全不同的看法。有趣的是，仅仅是答应这个挑战，也对他产生了直接的影响。"接近那么多女人的想法让我在开始行动之前就觉得有了自信，当我接受了自己将会被多次拒绝这个事实的时候，不知怎么，我立刻就觉得被拒绝也没什么大不了的。"

　　正如我们所知，那个"不知怎么"的原因，其实就是脱敏。我的那个病人做得非常好，连第三个活动都不必参加，因为他在第一个活动中就成功地要来了两位女士的电话号码，"其中一个号码竟然是真的！"他高兴地向我报告。最后，年轻人取消了第三个活动，因为他要和那个给他真实电话号码的女士去约会。

　　就减少拒绝对情绪的影响而言，脱敏是一种有效的技巧，但应该节制而明智地予以应用，我们需要给这种疗法贴上明确的警告标志。只有在感到做好准备迎接挑战、对各种治疗方式的效果深思熟虑之后，我们才能使用脱敏的方法。关键在于，我们要在有限的时间范围内集中做出努力，因为时间拖得越长，效果越被冲淡。例如，假设那位病人没有打算连续参加好几个社交活动，他就很难找到机会完成一个周末约到九名女性的任务。

治疗摘要：自我脱敏

用法用量：只针对特定任务使用：如初次与人约会，交新朋友，申请工作、实习等机会，推销等。

注　　意：保守而明智地使用，因为该疗法会导致明显不适。只有在你觉得你的自尊可以忍受多次"轻微"的拒绝时才能使用。

疗　　效：形成一个自我保护层，抵御未来的拒绝，从而降低感情伤害和情绪痛苦，捍卫自尊。

何时咨询心理卫生专业人士

遭受拒绝后，运用情绪急救疗法能够治疗四类伤害，减少长期心理并发症的风险。处理旧的拒绝体验也可能是有益的，因为它可以帮助我们走上愈合和恢复的道路。然而，有些拒绝是如此令人痛苦，它们导致的伤口是如此之深，以至于情绪急救也不足以纠正这些拒绝造成的心理伤害。

如果拒绝给你造成了很深的伤害（例如，你的整个家庭或社群都因为你的性取向或宗教信仰而排斥你），抑或是你在长时间内屡遭拒绝，就可能需要咨询精神健康专业人士的意见。如果采取了本章提到的疗法之后，你的情绪痛苦并没有消退，自尊依然处于损伤状态，并且害怕与人接触的话，你应该咨询心理健康专家。如果你的愤怒和攻击性冲动变得过于强大，已经失去控制，或者说你出现了伤害自己或他人的任何想法的话，也请寻求心理卫生专业人员的直接帮助，或者到离你最近的急诊室接受治疗。

‖‖‖‖‖‖‖‖‖‖‖

第二章

孤 独

人际关系的"肌无力"

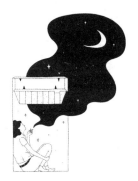

　　我们的世界正在缩小。社交媒体平台让我们可以与几十个甚至几百个朋友随时保持联系，约会网站为我们提供了形形色色的潜在配偶，我们可以坐在家里舒适地浏览信息，简单敲击一下电脑键盘，就能与地球另一端的陌生人建立新的关系。然而，尽管我们生活在史无前例的全球人类大连接的时代，越来越多的人却患上了严重的孤独症。

　　2010 年的美国人口普查发现，美国家庭的 27% 是单人家庭，现在，单人家庭在数量上已经超过所有其他群体（如单亲家庭或三口之家）。当然，不是每个独自生活的人都是孤独的。很多人就算有配偶相伴，或者处于恋爱关系中，仍然会感到孤独。事实上，与人同住者往往是身体靠近，情感上却彼此疏远，结果是引发出更强烈的孤独感。

　　决定我们是否孤独的因素，并非人际关系的数量，而是它们的主观质量，取决于我们与社会在情感上隔离的程度。实际上，许多人与他们通讯录中的朋友大都是泛泛之交，他们之间缺乏深厚的友谊。有些人虽然拥有能够给予支持的亲密朋友，却缺少爱恋的对象。我们平时整天和同事待在一起，却仍有可能觉得与他们并不亲近。我们的家族可能人数众多，但在地理位置上却与最关心我们的人相隔甚远。即使能够健康快乐地进入老年，但看到朋友或伴侣陆续屈服于疾病和死亡，我们也难免感到深切的孤独。

孤独和吸烟的危害相同

拥有有意义的人际关系，是过上快乐和自我实现的生活的关键，长期的孤独则会损害我们最基本的快乐。除了引起情绪上的痛苦和渴望，孤独还会导致抑郁症、自杀倾向和行为、敌意与睡眠障碍。

更重要的是，孤独对我们的整体健康具有惊人的破坏效果。它能够影响心血管系统（导致高血压、体重和胆固醇指数增加）、内分泌系统（应激激素增多）甚至免疫系统的正常运转。不妨举例说明孤独是如何直接影响我们的身体健康的。一项研究发现，在原本健康的大学生里面，感到孤独的学生对于流感病毒的抵抗力就不如不孤独的学生。孤独也会让我们的精神能力下降，例如做出糟糕决策、注意力下降、精神不集中、判断力减弱，甚至会加速阿尔茨海默症的发展。

令人震惊的是，孤独给我们的身心健康带来的长期伤害不亚于吸烟，而且真的能够减少我们的预期寿命。香烟包装上固然都印刷着吸烟有害的警告，但很少有人知道一天吸两包"孤独"牌香烟的危害。结果，感到孤独的人很少有紧迫感，以至于不去优

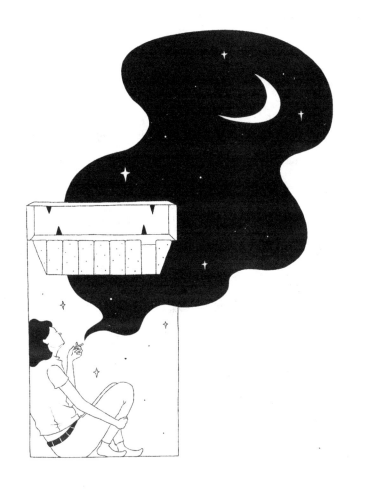

　　令人震惊的是，孤独给我们的身心健康带来的长期伤害不亚于吸烟，而且真的能够减少我们的预期寿命。香烟包装上固然都印刷着吸烟有害的警告，但很少有人知道一天吸两包"孤独"牌香烟的危害。结果，感到孤独的人很少有紧迫感，以至于不去优先考虑挣脱孤独的魔掌，从而治愈心理的创伤。

先考虑挣脱孤独的魔掌，从而治愈心理的创伤。

孤独具有传染性

我们需要迅速治疗孤独导致的心理创伤的另一个原因是，最近的研究证明，孤独是会传染的！一项研究追踪了孤独在社交网络中的传播，结果发现它完全符合传染的特点：在研究开始的时候，那些与孤独的人接触过的个人，到研究结束时，很有可能也变得孤独起来。此外，孤独的传染能力取决于孤独者与不孤独者之间的亲近程度，他们的关系越好，孤独的传染性越强。

具体来说，科学家们发现，孤独的人会逐渐被其社交网络边缘化，变得越来越孤立。一旦有人与孤独者密切接触，他们也会受到影响，也被边缘化。令人担忧的是，这种传染是从一个人到另一个人，即使不是孤独者的亲密圈子，孤独症也会在个体之间如此传染，继而传遍整个社交网络。此类研究有助于证明孤独症在今天如此盛行的原因。

遗憾的是，即使撇开孤独的传染性和它所带来的健康风险的严重程度不谈，孤独仍是我们在日常生活中最容易忽视的心理伤害。很少有人意识到处理孤独带来的心理创伤是多么重要，更少有人知道如何有效地处理这种心理创伤。

孤独造成的心理创伤

鉴于孤独对我们的身心健康所带来的风险的严重程度，我们应该尽一切努力尽快逃脱它的魔爪。但是，我们可能面对两个困难。首先，孤独使我们对自己和身边的人过于挑剔，让我们对现有的人际关系做出过于消极的判断，这些都会影响我们与他人的互动。其次，孤独的更潜在的影响之一是，它会使我们采取自我封闭的行为方式，进一步降低我们的社会关系的质量和数量。因此，组成我们的"人际关系肌肉"的纤维——我们的社交与沟通技巧、我们从别人的角度看待事物的能力、我们同情和理解别人感受的能力——就会变得脆弱，并有可能在我们最需要它们的时候反而发挥不出作用。

需要明确的是，孤独并不是我们的错，也并不反映我们通常的社会愿望。然而，不管是什么环境导致了孤独，一旦患上孤独症，就会触发一系列的心理反应，并且让我们在不经意间延续这种症状，甚至使情况变得更糟。因为孤独的力量通常是在我们的意识之外运作的，因此一个开放的心态是我们继续前行的有力保证。我们可能坚信自己已经尽了全力来改变现状，而且并没有做什么使我们的处境变糟的事情。然而，必须考虑到，我们的行为可能就是导致自己陷入困境的原因，这样才能找到方法做出改变。敞开心扉和头脑，挑战自己既定的观点，克服情绪化的风险，这些都相当困难，但如果我们想走出孤独，就必须有足够的勇气。

1. 痛苦的错误知觉：为什么我们觉得被人视而不见但我们的孤独却一望而知

人们会对治疗师隐瞒很多有关自己的负面东西，也很少有人能够勇敢承认自己觉得有多孤独。孤独让人觉得羞愧和耻辱，进而引起自责。有超过40%的成年人在一生中会体验到孤独的痛苦，几乎所有的人都会因此觉得自己很可怜。实际上，孤独造成的最显著的情感创伤之一，就是让我们对自己和他人产生不准确的看法，并对我们现有的人际关系和社交情况做出过于苛刻的判断。

参加过第二次世界大战的军官莱纳尔因为作战勇猛赢得过无数勋章，几年前，他的女儿曾经把我介绍给他做心理治疗。他女儿是个社会服务人员，住在郊区，父亲的与世隔绝令她担心。莱纳尔一个人居住（几年前他的妻子去世了），虽然女儿每天给他打电话，但他们的谈话总是非常简短，因为莱纳尔认为"电话是谈正事用的，并不是用来闲聊的！"我很快发现，莱纳尔不喜欢任何休闲活动，包括聊天在内，这给我们的辅导带来了一定的挑战性。例如，我在给他做孤独症状评估的时候，情况会变成这样：

"除了你的女儿，还有谁会定期找你说话？"

"管家。一星期两次。做饭、扫地。"

"告诉我，你和她都谈些什么？"

"她告诉我她做了什么。我给她钱，放在桌子上。"

"那么其他的家庭成员呢？"

"除了我女儿，我没有别的亲戚。"

"你在军队时的朋友呢，以前的同事也行，你和他们有联系吗？"

"没有。"

"为什么？"

"因为他们已经死了。"

我抑制住想要叹息的冲动，同情地向莱纳尔点点头。我不停地打探，最终发现，莱纳尔也参加一项常规的社交活动——他是一个国际象棋俱乐部的成员。每个星期二，莱纳尔都会穿上夹克，打好领带，到老年人活动中心去下几盘棋。在促进社交互动方面，棋类游戏并不比单人纸牌强多少，原因是，虽然国际象棋需要两个人玩，但比赛过程中并不鼓励交谈，因为这会分散对方的注意力。

"你和同一批人下棋吗？"我问。我想知道是否有棋友愿意在下棋时间之外和大家聚会。

"大多数时候是。"

"你和他们交朋友吗？"

"他们不感兴趣。"

"你怎么知道？"

"他们为什么要和我交朋友？我都80了！"我怀疑，年龄并非真正的问题，毕竟，该俱乐部是为老年人开设的，那么，其他玩家比莱纳尔年轻多少呢？

"你80岁，那他们呢……？"

"没兴趣打听。"

"他们彼此来往吗？"

"有时候。"

"他们从来没有邀请你加入他们吗？"

"他们不感兴趣！"

莱纳尔确信，那些"年轻"的国际象棋俱乐部成员不愿意和他做朋友，尽管他没有任何证据说明他的年龄或者其他因素会导致他们冷落自己，但他决定，为了避免失望和拒绝，还是不要尝试的好。所以，他会在游戏开始时准时到达，下完最后一轮就离开，他不走近任何人，休息的时候就坐在角落里看书。换言之，他不给其他俱乐部成员任何机会了解自己。

我们初次见面时，莱纳尔患上孤独症已经好几年了，他的自我封闭的行为方式也已经根深蒂固。不管怎么说，孤独可以迅速左右我们对社交情况的看法。例如，科学家发现，只是要求大学生们回忆他们曾经感到孤独的经历，就足以让他们对其目前的社交支持系统做出更多的负面评价，还会引起他们的羞怯之心，增加他们的社交焦虑，导致他们的情绪和自尊心下降，并影响他们乐观的态度。

孤独也使我们更严厉地评价别人，让我们更加消极地看待自己和亲朋好友的互动。另外一项研究是，把学生们与一位朋友互动的过程录像，然后请他们对互动和友谊的质量进行评分。结果发现，孤独的人打出的分数比不孤独的人要低很多。一周后，研究人员再次把录像给参与者观看，请他们再次评分，结果，不孤独的人的评分没有改变，孤独者的评分则甚至比第一次还要低。

莱纳尔认为，国际象棋俱乐部的成员忽略了他，他被边缘化了，因为他们似乎根本看不见他。然而，关于孤独，具有讽刺意味的悲惨事实是，虽然我们常常觉得别人看不见自己，我们的孤独对他们却往往是非常显著的事实。许多研究发现，孤独者在别人眼中十分明显，很容易辨认，一旦我们被判断为孤独，就很有可能让人得出负面的结论。孤独的人往往被视为缺乏吸引力，甚至不如不孤独的人聪明（即使孤独者外表具有吸引力也不能让他们的孤独免疫；他们一开始可能会吸引更多的人，但这无益于改善其人际关系，他们体验到的仍可能是孤独）。

结果是孤独影响了我们对许多方面的看法，包括我们如何看待自己和他人，以及如何看待我们的人际互动和关系的质量。孤独感也会影响别人如何看待我们，使我们显得不那么有趣和缺乏吸引力。这些因素的结合，让我们难以摆脱孤独这张隐形的"斗篷"，妨碍我们成功开拓新的社会关系或加深现有的关系。

2. 自我封闭的预言：为什么努力也会导致失败

很多人是在转折或者变化的时期步入孤独状态的。大学新生刚入校时，被各种陌生的面孔包围，远离家乡和老朋友，常常感到十分孤独。离婚、分居和失去亲人等事件，尤其是它们意外降临的时候，可能让我们措手不及，寂寥之情便会溢于言表。如果工作和同事是我们社会互动和参与的首要源泉，失去工作就意味着失去我们的整个社会支持系统。此外，搬迁和移民也往往引发孤独，因为我们要从头开始构建新的社交和支持网络。

在这些情况下，一旦我们适应了新的环境，重新建立起社交圈，一般就能脱离孤独。多数大学新生最终会结交新朋友，离婚的人通常在离婚后一年之内会找到新的约会对象（失去亲人者则需要更长的时间才能恢复），找到新工作往往需要我们联络那些失去联系的人，大部分搬迁者则最终会在新城市和新社区建立亲密的社会联系。

然而，有时候，孤独带来的寒冷往往在我们度过调整期之后还在施加影响，我们被困在里面，被情绪痛苦、自我贬低和绝望击打得不能动弹，被强大的空虚感和毁灭性的情感隔离所征服。

　　为什么会这样？是什么在阻止我们摆脱孤独的困扰、让生活重回正轨？

　　答案是，除了痛苦的误解，孤独感也会促使我们进入自我保护和回避别人（这种回避能创造一种自我实现的假象）的循环，从而在不经意间推开了那些想要帮助我们的人。

　　塞丽娜是一名高中老师，我最近曾为她做过辅导。塞丽娜发现自己正是陷入了这样一个恶性循环，而之前她完全没有意识到。她是因为"没有人约会"而找我寻求帮助的。起初，我并未弄明白她为什么从来没有严肃地谈过恋爱，因为30岁左右的她非常有魅力，毫无疑问，许多男人会关注她。但我很快了解到，塞丽娜四年前曾经十分肥胖，后来她减掉了80磅体重，所以外表有了惊人的改变。

　　"过去我一直很胖，男人们不会注意我，似乎我根本不存在一样，相信我，这是真的。"塞丽娜若有所思地微笑着说，"他们很难记住我。可现在，他们会盯着我看、微笑、挤眉弄眼，但是我的感觉好像还和以前一样，觉得他们关心的仍旧只是我的外表，而不是我这个人，所以，我依旧有受到忽略的感觉。"

　　塞丽娜非常想找个丈夫，但她也极力想避免受到伤害。多年来遭受排斥和孤独的经历，让她变得犹豫和缺乏信任，恐惧使她畏缩不前、防御过度和猜忌犹疑。结果，她和男性约会时往往会表现得紧张和尴尬，所以很少有人愿意再和她见面，而这恰恰让塞丽娜觉得自己的犹疑是有根据的，觉得他们从未对"真实的她"感兴趣。其实，她没有想到的是，在约会的过程中，"真正的塞丽娜"一直躲在她的外表下面，从未真正表现出来过。

我们被困在这种循环里面的原因是，孤独会破坏我们社交动机的平衡。一旦我们感到脆弱无助，与社会脱节，我们就会变得具有强烈的自我保护倾向，力求尽量减少其他人给予的任何潜在的负面回应或拒绝。因此，我们对人不信任、猜疑、玩世不恭、焦虑，甚至努力完全避免与他人接触。因为我们不希望我们的社会互动是积极的，所以也不会积极寻求互动，即使机会找上门来，我们也不愿意回应。

遗憾的是，孤独的时间越长，我们的观念和行为就越难以改变，越无法打破自我封闭的思想和行为，结果，我们把那些能够帮自己缓解孤独的人推到一边，认为他们的疏远恰好证明了我们是不受欢迎的，我们仿佛置身于一个残酷世界的被动受害者，却没有认识到正是我们自己造成了现在的困境。

3. 人际关系的"肌肉"萎缩：用进废退

阿尔班是个成功的销售主管，在妻子布兰卡几个月的催促之下，终于和妻子一起来做夫妻心理治疗。"布兰卡指责说，我其实是和我的工作结了婚。我猜她说得对，虽然我并不想这样，但为了工作我不得不这样做。布兰卡很生气，因为我回到家都要工作，我完全理解她的感受。"阿尔班搂住妻子，向她眨眨眼。"我一直告诉她，她对工作这个'女人'感到嫉妒是很自然的。"

布兰卡迅速挣脱阿尔班的怀抱："你知道，我可不觉得这样多有趣！"布兰卡转过身来对我说："他总是把这事当成笑话讲给别人听。"她又转向阿尔班，眼里全是泪水："并不是说你总是忙工作让我觉得困扰，问题在于，当你在家的时候，我们之间没有真正的联系，没有感情、没有浪漫、没有亲切感，我很孤独、很痛苦……而你却不在乎。"

阿尔班的眼睛也湿了。"我当然在乎！我也感到孤独。可是，你总是发火，让人难以接近。上周，我给你买了鲜花和情人节卡片，可你所做的只是骂我。"

"因为你根本没有亲手给我！你一回家就冲过去查收工作邮件，只是把花和卡片放在厨房台面上。两个小时之后我才发现了它们，那时候你已经睡着了！"

"但我是给你买的！你一直告诉我，有这份心是最重要的，现在却不这样说了！"

"你确实给我买了，但你没打算亲自交给我，而是把它们放在厨房台面上。你把给清洁女工的薪水也放在厨房台面上！"

随着对话的进行，可以看出，把鲜花放在厨房台面上并不是阿尔班好心办错事的唯一实例。显然，他关心布兰卡，但将关心转化为行动的方式却一直是错误的。从布兰卡的愤怒程度来看，他的错误已经持续了一段时间。

如果我们缺乏与他人有意义和深刻的连接，或者当我们无法在现有人际关系中实现这种连接时，我们就会停止练习保持这种连接所需的技能。我们的"人际关系肌肉"（如同情或从他人角度看问题的能力）和人体肌肉一样，如果不经常使用或使用不当，就会萎缩，功能随之减弱。

问题在于，我们往往不知道自己的人际关系肌肉变得究竟有多弱。阿尔班相信，他的人际关系肌肉是正常的，但事实并非如此。诚然，他精心为布兰卡准备了鲜花和卡片，但把礼物留在厨房台面上的做法毁掉了他的努力，破坏了此举的所有积极影响。

当我们因为患了流感卧床一周，再起床活动的时候，会惊讶地发现，自己的双腿没有过去那么有力。虽然我们很快就会意识到因为生病而使肌肉无力，但当涉及人际关系的"肌肉"时，我们却很少得出相同的结论——无论我们有多少次在社交中体验到那种似曾相识的"肌肉无力"感。其实，阿尔班不仅不清楚自己的人际关系肌肉出了毛病，反而认为是布兰卡不领情。

再举一个例子，当我们单身很长时间，再去试图约会时，我们很少会把约会的失败归咎于技巧生疏和人际关系肌肉的脆弱。相反地，我们会认为，被约会对象拒绝是因为我们根本不受欢迎。

即使我们意识到有必要加强我们的人际关系肌肉，我们也经常不清楚应该付出多少努力。例如，当我让塞丽娜明白，约会失败她自己也有责任的话，她立刻决心改变自己的约会表现，然而，最初几次努力并不成功，因为她过于努力，反而显得歇斯底里。

虽然同时提高我们的多项社交能力肯定是可行的，但许多孤独者面临的艰巨任务是，如何锻炼我们从来没有使用过的人际关系肌肉。塞丽娜没有严肃约会的经验，莱纳尔也几乎没有参与休闲式社交活动和闲聊的经验。另一方面，阿尔班则缺乏同情的能力，无法足够理解布兰卡的需求和感受，所以他的努力对她没有意义。在所有这些情况下，当事人都需要学习新的技能，并且找到勇气加以实践，即使面临各种情感风险也不畏惧。

举例来说，莱纳尔就很容易忽视这类重要信息。我最终说服他与国际象棋俱乐部成员斯坦利接近一下，因为莱纳尔最喜欢和他下棋。我建议他邀请斯坦利喝咖啡。我特别强调，为了免得过于突兀，他应该先简短评论一下两人的棋艺，然后再发出邀请。下一次辅导课上，莱纳尔告诉我，他邀请斯坦利喝咖啡了。

"太好了！"我说。"他答应了？"

"他拒绝了。"

我试图掩饰我的失望："很遗憾听到这个消息。他有没有说为什么？"

"不用解释，因为他是个输不起的人。"莱纳尔说，斯坦利曾经是俱乐部最好的棋手，但莱纳尔加入之后，斯坦利就一直是他的手下败将。令我遗憾的是，莱纳尔没有早些告诉我这一信息，因为它很重要。如果他从斯坦利的角度来看事情，就可能意识到，自己下棋时赢了所有人，休息时独自跑到角落里读书，会给人孤傲甚至看不起别人的印象，而斯坦利更有可能这样想。

从别人的角度了解他或她的需求和感受，对于创建和维持密切的友谊和亲密的情感至关重要。如果人际关系的肌肉很无力，我们就会忽略他人的想法和感受，我们的努力也常常会招致失败。

如何治疗孤独造成的心理创伤

许多情况下，孤独是暂时的，我们会在较短时间内恢复。例如，在夏令营中，孩子们通常在几个小时或几天内就能建立起新的友谊。那些觉得孤独的人，可能重新与失去联系的亲朋好友建立联系。当我们长时间陷入孤独，觉得无力改变社交与情感隔离的状态时，治疗孤独引起的创伤就迫在眉睫。现在就让我们打开心理药箱，查看一下可行的治疗方案吧。

一般治疗原则

除了孤独引起的痛苦，还有其他三类心理创伤需要情绪急救。首先，我们必须确定和改变那些导致我们做出自我封闭行为的错误知觉。虽然我们可能很挣扎看见自己这样的行为模式，但如果我们已经孤独了一段时间，那么它们肯定是存在的。其次，我们需要强化我们的人际关系肌肉，使我们能够努力开拓新的连接、深化现有的关系，从社交中获得更大的成功、意义和满足。第三，我们需要尽量减少孤独导致的持续的情绪困扰，特别是在改进现有的社交联系和建立新的社交联系受到限制的情况下。

后文提到的疗法是按照使用的顺序列出的。疗法A（挑战负面看法）和B（识别自我封闭的行为）主要适用于纠正孤独导致的错误知觉和自我封闭的行为。疗法C（站在他人的角度考虑）和疗法D（加深情感黏合）有利于加强人际关系肌肉，形成新的连接或深化现有的关系。疗法E（创造社交联系的机会）将帮助你确定社交参与的新途径。疗法F（收养动物）帮助我们减少孤独造成的情绪痛苦，特别适用于因为地理隔离、健康或流动性等限制，在扩大或改善社交关系方面选择有限的人。

如同所有的情感伤害一样，治疗孤独的伤口也应尽快进行。社交肌肉越是缺乏锻炼，越容易萎缩，恢复其功能需要的时间就越长。此外，无论修复何种类型的肌肉，都需要重复实践并保持耐心，欲速则不达，甚至会令自己再次受伤，重新陷入挫折和失望。

请记住，不是所有形式的孤独都可以通过单独的急救技术来治愈。在本章的最后，我们讨论了建议去咨询心理健康专家的情况。

疗法 A：移除消极负面的有色眼镜

孤独让我们时刻警惕，为我们预想一定会来的失望和拒绝做好准备。其结果是，我们错过了建立社交关系的机会，将别人推到一边。为了挑战这些扭曲的观念，避免自我封闭，我们需要做三件事情。

1. 战胜悲观！

当我们考虑进行社交互动的时候，孤独让我们的心灵立刻产生消极的想法。当我们受邀参加派对时，脑子里会突然冒出尴尬、被人排斥、失望的生动场景。我们会认为自己不会在派对上结识任何人，设想自己独自站在杯盘碗碟旁边，自觉十分刺目和尴尬。一想到要接近一个陌生人——或者更糟糕，一群陌生人——并且与其对话，就足以引起我们的恐慌，我们认为这样的尝试是灾难性的。

虽然我们不太可能完全阻止悲观的设想不断从脑海中涌现出来，但战胜恐惧和悲观的最好方式，就是刻意将那些合理的、现实感强的成功场景视觉化，通过想象这些成功的场景，我们更有可能在这样的机会出现时识别和利用它们。例如，我们不妨假设，派对上的人都是友好、热情的，愿意和我们聊天。即使我们不去认识新面孔，也有可能和一两个熟人度过一段美好时光。我们甚至可以制定计划，在不久的未来再次与他们见面。

莱纳尔必须克服的观念是，俱乐部的其他棋手都不愿意与他交朋友（"他们为什么要搭理我？我都 80 了！"）。斯坦利拒绝了他，他就更加不愿意接近任何人。所以，我的当务之急是帮助莱纳尔分析现状。

"你对事物的看法太消极了，莱纳尔，"我说，"是的，他们并没有邀请你做朋友，但你也没有给他们任何这样做的理由。他们不了解你，不了解你的生活、想法和感受。"

"所以，你也认为这是毫无意义的。"莱纳尔点头道。

"不，我的意思正好相反。我是说，实际上并没有那么糟糕，因为你可以做点什么。比如和他们聊聊天，交流、寒暄，谈谈天气，或询问他们周末过得如何。我向你保证，努力上几个星期，他们就会更愿意和你在一起，甚至连斯坦利都更好说话。"

莱纳尔非常犹豫，不愿意主动与国际象棋俱乐部的成员谈天，但是，当我把这件事比作军事行动中具有挑战性的任务时，他终于同意了。经过几星期的偶尔聊天后，他鼓起勇气，邀请一位成员喝咖啡。又过了几周，他们在一家小餐馆里见了面。我告诉莱纳尔，他的努力让我印象深刻。"我知道敞开心扉、主动与人搭讪很难，我很高兴你做到了。我敢肯定，这一招也会对其他俱乐部成员有用的，谁知道呢。"我补充说，"也许总有一天你能和斯坦利一起喝咖啡呢。"

"这永远不会发生，"莱纳尔立刻说。

"你又消极了。"我提醒他。

"这是不会发生的，"莱纳尔坚持说。

"真的吗？"我问道，"为什么不会呢？"

"因为斯坦利去世了。"

莱纳尔告诉我，斯坦利两周前去世了，他的死使得其他成员更愿意谈论他们之间发生的事，大家变得更加亲近，他们决定过几天去参加斯坦利的追思会，莱纳尔和他们一起去。

2. 不要胡乱猜疑！

孤独引起的另外一种错误知觉是，我们倾向于假定别人对我们产生了最坏的看法。小伙子托比最近丢了工作，圣诞节来临时，他非常沮丧，因为好朋友没有邀请他参加一年一度的圣诞晚会（这位朋友仍然在他以前的公司就职）。托比坚信，他的朋友不再想与他联系，因为他已经被解雇了。因为我知道托比的电子邮件地址最近改了（他过去都是用他的工作邮箱进行个人通信），所以，我建议他检查一下垃圾邮件文件夹。瞧，那位朋友的邀请就在那里，而托比却花了将近两个星期抱怨朋友背叛了他，哀悼失去的友谊，可实际上这份友谊并没有改变（不过，要是他错过了朋友的聚会，而不向对方解释的话，他们的友谊就有可能受到影响）。

尽管孤独可能使我们怀疑朋友对我们的看法，但我们应该总是用过去与朋友相处的历史来平衡自己的怀疑，将友谊维持下去。这样做有助于安抚我们，提醒我们——我们的友谊很可能比我们的孤独要稳固得多，不要相信恐惧给我们带来的幻象。

减肥成功、脱胎换骨的高中老师塞丽娜也倾向于轻易评判别人对她的意图。她坚信，任何对她表现出兴趣的男人，都只是因为她的外表好看，而无意了解"真实"的她。尽管男人往往被她

的外表吸引，但他们肯定也关心她的个性。实际上，正是因为她
自我封闭的行为，才使得多数男士不愿约她出去。

几年后，在一个社交活动中，塞丽娜遇到了她认为已经拒绝
了她的一个男人。当他把她介绍给他的朋友时，她非常惊讶。他
的原话是："这是塞丽娜，那个约会了一次就甩了我的美女。"显
然，他把她的戒心误认为是不感兴趣。如果塞丽娜没有胡乱猜疑，
直接向他表示自己有兴趣，他们的第二次约会就能愉快地开始了。

我们因为孤独而害怕被拒绝是可以理解的，但沉迷于恐惧只
会引发我们力求避免的结果。相反地，我们必须向自己内心的怀
疑主义宣战，避免胡乱猜疑，给生活中出现的新面孔多一点信任。

3. 采取行动！

长时间的孤独会使我们认为自己是残酷环境下的被动受害
者，觉得无力改变社交和情感与世隔绝的现状。这样的感受可以
变得很强烈，但它们无非是建立在我们过于消极悲观的基础之
上。我们总可以采取一些步骤来改善状况，这样做非常重要，因
为无论采取何种行动，都能让我们感觉更好，改变我们的想法。
莱纳尔可以从一屋子的国际象棋棋手中选择他的新朋友，塞丽娜
有无数男士吵着争取她的注意，托比则有很多愿意与他继续做朋
友的前同事。然而，孤独却让他们认为自己的选择非常有限。

识别社交联系途径的练习

下面的练习将帮助你识别你可以采取的扩大或加深社交
联系的潜在行为，并通过这样做击败无助的感觉。

1. 查看你的电话号码本、电子邮件地址和社交媒体联系人，列出一张你心目中的朋友或比较好的熟人的名单。

2. 对于每个联系人，标出你上一次见到他或她的时间和细节，在一张主要列表中写下你有一段时间没有接触的人的名字。

3. 根据每个人过去给你的感觉良好程度评分，据此排出顺序。分数越高的人，你越是应该主动联系。每周至少联系一到两人，如果可能，最好与其约见。

4. 到发布会议或活动信息的网站上去按照分类查找。例如，Meetup 网站（meetup.com）就为兴趣、爱好、激情或者职业生涯相似的人们列出了适合参加的活动。即使你并没有适合自己兴趣的活动，这样的网站也会为你带来社交灵感和兴趣爱好方面的帮助。

5. 确定至少三个你想参加的活动或主题(例如，读书俱乐部、成人教育班、徒步或骑自行车团体)。上网搜索你所在区域的相关活动。

使用你的清单，重拾旧日的友谊，并探索创建新友谊的途径吧。

治疗摘要：移除负面的有色眼镜

用法用量：全面使用，如有必要，应重复治疗，直到你的社交或约会生活恢复活力为止。

疗　　效：纠正痛苦知觉错误，避免自我实现的假象。

次要疗效：减少精神痛苦。

疗法 B：找出你的自我挫败行为

孤独让我们接近别人时抱着谨慎和怀疑的态度，而我们的犹疑通常很容易被别人感知到，从而促使他们对我们退避三舍。这个结果令我们心碎地得出结论：我们的怀疑和谨慎是有道理的。我们用自己的行动创造了一个自我实现的预言，即是说，我们用自己的行动去证实自己的预测，结果就是我们不愿面对现实。生活中经常出现这样的情况，我们出于恐惧做出的举动会招致我们希望避免的事情发生。

但是，如果我们的自我挫败判断和行为，在我们自己看来似乎是完全合理的话，应该如何来识别那些自我破坏的行为呢？

实际上，虽然我们经常对那些自我拆台的行为视而不见，但我们在事后更容易辨别它们的真相。例如，我们可能更愿意在社交活动中只与少数几位熟人聊天，然而一旦第二天我们的社交焦虑消除之后，我们很可能会意识到，要是前一天能与一两个陌生人搭讪的话也是不错的事情。

更重要的是，在不同的情形下，我们往往会重复同样的自我挫败行为，此时，我们如果能自我提醒这种行为的存在，就会更容易地识别它们。当我们认识到这些倾向时，就会更为注意，在它们发展的时候加以制止。

所以，一定要自我警惕。

虽然在一开始就能准确分析自己的行为看起来可能性不大，但当我让病人反思他们的社会交往，找出曾经犯过的错误时，他们往往做得相当成功。一旦我们接受了那个基本前提——我们的一些行为对自己并不那么有益，我们就应该有能力判断自己的某些言行举止是否能够引起意想不到的后果。例如，塞丽娜很快就意识到，她很少向约会对象询问关于他们的事情，而这种遗漏可能导致约会对象认为她对他们兴趣不大。此外，她发现自己约会时很少笑，这是太紧张的缘故。一旦认识到这些问题，她就明白约会对象为什么会不满意了。

"他们一定以为我真的不喜欢他们的陪伴。天啊，我是一个糟糕的约会对象！"

"确实糟糕！"我表示同意，这把塞丽娜逗笑了。"不过，是否继续这样取决于你。"

塞丽娜的自我破坏行为在其他人身上并不少见，例如，勉强找个借口拒绝参加社交活动的邀请，故意不参加聚会——以"没有准备好"为由，不重视向朋友或同事传达生日祝福或庆贺信息，认为友好的劝告是针对个人的，使用防守意味的肢体语言（例如，双臂抱在胸前、双手插在口袋中站着、动作夸张地翻钱包或者假装查看不存在的手机短信），用生硬或简短粗鲁的句子回答别人，长篇大论滔滔不绝，忽略了询问别人的情况和意见，向刚认识的人承认自己的缺点和不安全感，等等。

识别自我挫败行为的练习

花时间思考一下，你可以用何种方式与朋友、同事和亲人见面，以及如何约会和参加其他的社交活动。尝试找出至少三个自我挫败的行为（包括疏忽，例如忘记表现自己的兴趣）。记住，即使它们看上去完全合理，或者比较微不足道，也可能把别人吓跑。

1．我的自我挫败行为有：

2．一旦你已经确定自己可能会犯的错误，请谨慎留意，避免今后做出此类行为。把你的列表放在手边，在参加社交活动之前阅读。当你辨认出这些问题之后，就能避免自我挫败的行为，但是不要指望一次就能杜绝它们。正如我们将在后文看到的，所有的社交技能都需要多多实践方能熟练。

治疗摘要：找出自我挫败的行为

用法用量：在不成功的社交互动之后，尽全力予以救治。在参加任何社会交往之前，确保阅读你的列表，以便留意相关问题，尽量减少自我挫败的行为。

疗　　效：改善社交行为和浪漫互动，避免自我挫败，并纠正导致痛苦的错误知觉。

次要疗效：减少精神痛苦。

疗法 C：换位思考

任何形式的人际关系，都离不开"给予—接受"的模式。然而，为了成功地"给予"，我们必须先"接受"别人看问题的视角，即"换位思考"。准确地判读他人的观点是社交肌肉的重要功能之一，可以让我们了解对方的优先事项和动机，预测他们的行为，甚至预测他们的反应，它能增加我们协商和合作成功的概率，促进战略的制定、问题的解决和有效的沟通，还能有效表达我们的同情心和帮助别人。

孤独感和社交孤立会削弱我们社交肌肉"换位思考"的功能，让我们更容易在社交方面犯错，或者做出不适当的举动，表现得过于急切或过于漠然。修正这一肌肉功能的最快方法是确保换位思考，如有失误尽快纠正。我们需要记住的是下面的三个重要失误，因为它们代表我们最常见的疏漏。

1. 需要换位思考的时候没有换位思考

有时候，我们未能理解别人的原因是我们一开始的时候就没有站在对方的角度考虑。换位思考是一种精神锻炼，而不是一个读心的把戏。如果我们没有努力研究别人可能如何看待事物，如何反应，或者他们的安排可能与我们的安排有何不同的话，我们就不会在与他们互动时自然地将这些因素考虑在内。这一疏漏经常体现在我们试图表现幽默的时候。例如，当我们考虑是否讲某个笑话的时候，我们通常会考虑这个笑话对自己来说好不好笑，却忘记考虑别人会不会觉得它好笑。阿尔班将他的妻子形容为他的工作之外的"另一个女人"，他认为这样比喻很有意思，而布兰卡显然不觉得有意思。哪怕阿尔班能够稍微换位思考一下，他也能体会到妻子的真实感受。

2. 我们只喜欢自己的观点

自己的观点对我们而言是如此的显而易见，以至于我们不能对别人的看法给以足够的重视。例如，科学家研究了人们如何解读真诚与带着嘲讽意味的手机信息（语气有助于检测嘲讽）和电子邮件。我们都知道，书面信息缺乏帮助接收者理解发送者本意的声调线索，虽然我们一直希望阅读者能够像辨别手机信息那样区分真诚与带着嘲讽意味的电子邮件，但令人惊讶的发现是，我们的信息总是会被误解。

出现这种情况的原因是，虽然我们知道电子交流很容易被误解，但我们倾向于认为这都是接收方的错；但研究清楚地表明，这是消息发送者的错误。要纠正此类错误，我们必须站在收信人的角度，设想他们可能会怎样理解我们的信息（还有，表情符号并不算是一种回答）。

3. 我们思考的是错误信息

我们考虑的往往不是那些有助于换位思考的正确信息（如他人的面部表情），而是更愿意参考不准确的信息（如成见或八卦）。例如，评估别人的喜好时，如果我们认为对方与我们类似，就会倾向于使用自己作为参考点。但当我们认为别人与我们不太相同时，我们更有可能参照一些刻板的印象来评估他们的喜好。如果我们根据这些信息来选择礼物送给别人，就会出现"爷爷在圣诞节收到了 23 双羊毛袜子，却没有人想到送他 Kindle 阅读器，虽然他在感恩节时就暗示过想要一台 Kindle"的情况。

亲密关系中的换位思考失误

我们与另一个人越熟悉，就应该越能准确了解他们的观点。因此，可以假设，夫妻在一起的时间越长，他们就更少在换位思考方面犯错。然而，大多数夫妻心理治疗师可以证明，那些在一起时间最长的夫妻，往往最容易犯不换位思考的错误。

为什么会这样？

遗憾的是，正是夫妻双方的熟悉程度导致了这一结果。我们和伴侣相处时间越长，就越有自信，觉得我们能够评估对方的观点，无须给予过多考虑（这是换位思考时常犯的错误之一）。然而，虽然你很熟悉对方，但并不代表你就拥有了阅读对方心灵的能力，这种缺少根据的自信时常导致我们犯错。

这一盲点可能对亲密关系造成一定的麻烦。例如，正是出于这个原因，伴侣们时常害怕生日和情人节的到来。例如，其中一人会想："为什么我的配偶总是做不对事？"另一个则想："无论我克服了多少困难，却总是做得不对。"实际上，这都是由于没有一方愿意花时间从对方的角度考虑一下。如果他们这样做了，就会理解对方的苦衷，从而提前向对方表明自己的心愿，这样就不会上演年复一年的争论了。

当然，做到这一点并不容易。布兰卡要求阿尔班去做夫妻心理咨询的原因之一，是每当她想要和阿尔班讨论两人的关系时，他总是保持沉默。事实上，妻子往往比丈夫更善于讨论她们的感情和期望，这会让男人觉得他们一定辩论不过妻子，所以，为了避免说错话，他们宁愿一言不发。女性解决这一问题的最好办法，是避免话讲得比伴侣还多。她们应该给男性空间和余地，让他们表达自己的想法，如果他们的语言并没有反映其真实意图，要鼓励他们重新说明（而不是"惩罚"）。如果丈夫比妻子更擅长表达情感，那他们就应该采取类似的方法。

总之，我们应该经常问自己，别人的看法可能和我们的有什么不同。我们应该了解他们的优先事项和喜好，重视我们与他们之间关系的历史，还要考虑到当下的情况。只要提前抽出几分钟思考过这些问题，就无须事后花几个小时大动干戈，与对方理论了。

治疗摘要：换位思考

用法用量：经常进行全套治疗，不要因最初的失败而气馁，
　　　　　勤于练习，因为建设和改善这些技能需要时间和
　　　　　实践。

疗　　效：重建和加强无力的社交肌肉，改善社会交往，增
　　　　　强人际关系。

次要疗效：减少精神痛苦。

疗法 D：深化你的情感联系

表达共情需要站在他人的角度看问题，这样才能理解对方的情感体验，然后传达我们的见解，令他们信服。我们不仅需要换位思考，还应寻求更加深入的了解，真正明白别人的感受。

进行换位思考时，我们往往会高估自己感同身受的能力，原因之一是，共情并非是一种简单的技能，而需要多种技巧的掌握。具体来说就是，我们要引导自己的认识，使它符合对方的思维习惯和处境，在那里探寻一番，再回到现实中来。

针对大学生的调查发现，过去 30 年，他们的共情能力大幅度下降，这很可能代表了更大的社会趋势。所以，运用共情和换位思考的技巧时，大多数人都需要进行调整和训练。例如，阿尔班

难以理解为什么妻子布兰卡因为他把情人节鲜花和卡片放在厨房台面上而发火。毕竟，他并没有忘记庆祝情人节（前几年他甚至完全忘记了），尽管工作繁忙，他还是在回家的路上抽时间给妻子买了礼物。当我请阿尔班从布兰卡的角度考虑问题时，他很快意识到自己搞砸了，但他还是不明白，为什么自己的好意并没有起到多大作用。

如何运用共情能力

深入了解他人感受的唯一办法就是假设自己处于他们的情况，而且，不要只想象一两秒钟，而是要使用我们的情感罗盘，直到准确判定对方可能的感受为止。为了做到这一点，我们需要较好把握对方的情感现状——即导致目前问题的原因。例如，我让阿尔班设想一下布兰卡的期望，以及从他回家到她发现厨房台面上的花和卡片之间的两个小时里，她可能经历过什么。

"她看到我在书房里工作，"阿尔班自言自语，"但她没有看到花，因为它们在厨房。"阿尔班挑起眉毛，转身对布兰卡说："你以为我又把情人节给忘了！所以，当我说晚安的时候，你没有回应！"

布兰卡点了点头。我继续问阿尔班："现在，回想一下，布兰卡看到你在书房里，她作何反应？"

"她没有什么反应，"阿尔班说。"但她心里一定不高兴，不过她没有说什么，因为我在工作。"

"所以，她很体贴，"我说。阿尔班点点头。"那么，在发现厨房里的花之前，她有什么感受？"

"她很沮丧和失望。但她决定要体谅我，等我完成工作后再跟我讨论。"

"整整两个小时，"我指出。"她等了你两个小时，而你工作完却睡觉去了，然后她才路过厨房。"

"这时才看到柜台上的鲜花和卡片，"阿尔班继续道。"而且……该死！"他转身对布兰卡说："你一定认为我满不在乎，因为我根本没有亲手把它们交给你。"布兰卡点头。"你那天晚上一直在压抑自己的失望，可我却没有亲自把礼物交给你。"布兰卡又点点头，深深地呼气。阿尔班搂住她，她慢慢地靠近他怀里。"我真是个混蛋，"阿尔班低声说，"你怎么能受得了我？"

"确实比较难，"布兰卡微微一笑。阿尔班很快答应补给布兰卡一顿情人节晚餐。

我又继续与布兰卡和阿尔班一起工作了好几个月。在锻炼社交肌肉方面，阿尔班做得很好。但为了让肌肉发挥最大功效，一次共情还远远不够。阿尔班继续运用共情，他越是坚持，他和布兰卡就越快乐。假以时日和努力，两人的婚姻裂缝肯定会得到弥合，从而建立起值得信赖、提供支持和照顾的良好关系。

提高我们的共情能力，将在我们最重要的人际关系中创造奇迹。通过换位思考传达关怀，能够激发好感、喜爱、宽容和慷慨的火花，这将大大加强婚姻、家庭和友谊的纽带。显然，如果双方能够同时提升共情能力，就能达到最佳效果，但即使是单方面的努力，也会结出丰硕的果实。

因为这项技能需要实践，我们应该在各种情况下、针对不同的人群，努力锻炼社交肌肉的共情功能。为此，我们应该寻找机会，预测人们对过去和未来的想法。请记住以下几点：

想象自己处在他们的情况。评估他人的情感体验，最好的办法就是想象自己处于他或她的情况，如同身临其境。请留意周围的环境，还有哪些人物、当时的时间、当事人的情绪及其可能遭受的痛苦或疾病。想象一下你是如何给对方留下印象的，不要只凭自己的感觉。请记住，在许多情况下，我们的感受是矛盾的。例如，当布兰卡在台面上发现了鲜花，她很可能为阿尔班的努力感到高兴，但同时也因为阿尔班的处理不当而觉得受伤、失望和愤怒。

环境背景是关键。了解别人的感受，需要理解当时他或她的心境，至少要有粗略的把握。下面是一些你可能需要考虑的问题：当事人在类似情况下曾经有何体验？他或她对这种情况有什么恐惧、怀疑、希望或期待？当前，他或她的生活中还发生了什么？其生活过得如何？其他人际关系是否会影响他或她的反应？

体贴周到地传达你的见解。洞察他人的感受，是为了令人信服和同情地传达我们的观点。懂得别人的感觉，却不善于沟通，就相当于为对方买了鲜花，却把它们放在厨房的台面上。所以，要尽可能地向对方描述我们的观点，别人越是意识到你付出思想和精力来尊重他或她的观点，你们之间的交流就越有成效。

治疗摘要：深化你的情感联系

用法用量：进行全程治疗，并经常练习。不要因开始时的失败而气馁，因为建设和改善这些技能需要时间和实践。

疗　　效：重建和加强无力的社交肌肉，改善社会交往，加
　　　　　强联系。

次要疗效：减少精神痛苦。

疗法 E：创造社交联系的机会

孤独让我们在创造新的社会参与或利用现有优势的机会方面
非常犹豫，我们参加社交活动时会觉得不舒服（尤其是在那些有太
多陌生面孔的场合），我们痛恨独自旅行，不愿意报名参加新的活
动或社会团体，因为我们害怕独自出现。我们或许看到了身边的
社会活动机会，却害怕被视为"失败者"或"独行侠"。结果，我
们越是以孤独为耻，越是深陷孤独。

克服脆弱的感情、减少犹豫、避免被视为孤独者的最佳方法
是设定一个更大的目标。例如，如果我们是为了写博客文章或者
为大学校报做研究而参加快速相亲活动，就不会觉得那么不自
在。如果我们是业余摄影师或者艺术家，打算创作新作品的话，
独自报名参加旅游的时候就不会感到那么焦虑。同理，如果我们
要进行铁人三项训练，也会觉得独自加入游泳、骑自行车或跑步
小组没有那么困难。

有了此类额外的目标，我们就不会表现得那么孤单，而且因
为对爱好的热衷，我们会更加致力达成自己的目标，认真进行创
造性的努力。拥有更大的目标，也有助于减少不安全感和害羞，
因为我们的注意力集中在手头的任务上；记录我们的快速相亲过
程、在旅行中制作摄影集或者进行铁人三项训练等等也都能达成

同样的效果。

上网

互联网使我们不用走出家门就能够联系和自己兴趣相同的人，也允许我们采用虚拟身份，以可能无法在实际生活中使用的方式与他人互动。例如，网站"第二人生"（secondlife.com）是一个三维的虚拟世界，用户通过数字方式进行交互，可以自定义性别和年龄、选择自己的吸引力大小、给自己赋予各种特性和能力。该网站的互动主题丰富多样，从虚拟聊天到虚拟配偶无所不包，还能做生意、建设家园、交朋友、谈恋爱等。

网恋和网上交友的潜力巨大，往往会转化成面对面的互动。例如，最近的一项研究发现，网上约会现在成了第二大情侣见面方式（共同朋友的介绍是最常见的方式），其关注度超越了以往的浪漫场所，如酒吧和俱乐部，甚至情侣在周日下午逛超市的活动也被网上约会取代。

成为帮助别人的志愿者

创造新的社会关系的另一种选择是成为志愿者，帮助他人减少孤独感，提升自我评价，这能让我们觉得自己在社交方面更被别人需要。助人为乐有益于提高幸福度和生活满意度，还可以减少我们与陌生人（或形形色色的人）打交道时的恐惧和犹豫。一旦确立了助人为乐的目标，我们就能专注于帮助有需要的人，反过来又会改善我们的害羞、缺乏安全感和感情脆弱的状况。

治疗摘要：创造社会联系的机会

用法用量：根据需要进行全程治疗，并在必要时重复使用。

疗　　效：减少精神痛苦和增加社会交往的机会。

次要疗效：加强无力的社交肌肉。

疗法 F：收养一个好朋友

在某些情况下，环境可能会阻止我们创造新的社会关系或增强现有的关系，如行动不便、地理隔离，或出于各种原因无法接触其他人等，这时，我们可以通过领养宠物来抚慰孤独的心灵。狗是独居者、老年人纾解孤单心情的伟大帮手，而且有益于疾病或心理伤害如创伤后应激障碍的康复。狗也是交友利器，不知多少友谊和爱情始于这句话："噢，你的狗太可爱了！它叫什么名字？"

为了说明我们的犬类朋友拥有奇异的治疗能力，一项研究让孤独者花时间与狗单独相处，或者和狗还有其他人在一起。结果发现，那些单独和狗在一起的人比和其他人分享一只狗的人明显感觉不孤独。至于研究中的"其他人"是否知道他们在陪伴同类方面还不如一只喝厕所水、舔来舔去的动物，这一点我们尚未可知。

尽管宠物疗法具有诸多优点，但收养任何宠物尤其是狗，是一个巨大的责任，所以，有些人可能由于各种原因无法承担这个责任。与狗相比，人们对猫的研究较少，但猫也可以起到重要的陪伴作用，它们比狗更容易照顾，特别是对喜欢待在家里的人而言。

治疗摘要：收养一个好朋友

用法用量：如果条件允许，就可以施行。

疗　　效：减少精神痛苦。

何时咨询心理卫生专业人士

采用本章论及的情绪急救技术治疗孤独症状，应该有助于舒缓孤独造成的情感痛苦，纠正破坏我们努力深化和拓展情感与社会关系的观念和行为，并为社会交往提供新的机遇。

然而，如果你的情绪痛苦相当严重，已经产生了伤害自己或他人的想法，或者，如果出现了自杀的倾向，就应该立刻寻求心理健康专家的帮助，或者前往离你最近的急诊室。如果你还没有自残的想法，但仍然感到太过绝望或者气馁，无法应用这些急救治疗，或者你已经尝试了这些疗法，但均告失败，那么，精神健康专业人士可以帮助评估你的现状，找出阻碍你恢复健康的因素并提供必要的情感支持。

总是忍不住吼孩子怎么办？

扫码免费收听《亲子情绪管理小课堂》

第三章

丧失与精神创伤

带伤前进

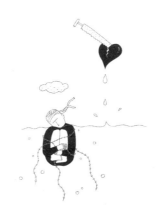

　　丧失和精神创伤是生活中不可避免的一部分，其影响往往是毁灭性的。失去所爱的人，成为暴力或犯罪的受害者，成为残疾人，患上慢性或危及生命的疾病，暴露于恐怖主义或战争的危险之中，或其他危及生命的创伤经历，都足以破坏我们的生活，并留下很深的心理创伤。为了愈合伤口，通常要根据不同情况重新调整自我，就像断骨需要得到正确的接续一样，在遭受丧失或创伤之后，如何重新拼凑破碎的生活，决定了我们是否能从此类事件中完全恢复。

　　我们经历的某些丧失和创伤造成的创口相当深，需要精神卫生专家予以协助，也许还要实施心理治疗。因此，本章节不适用于那些遭受了重大伤害的人，我们强烈建议这样的读者向训练有素的心理健康专业人士寻求帮助。

　　不过，许多的丧失和创伤经历，其严重程度不足以造成长期的心理或情感伤害。例如，失业、与最好的朋友发生争吵、祖父母去世等等，人们会经历一段时间的悲伤和调整，然后，他们一般都能恢复先前的心理和情绪健康。然而，对不同的人来说，同样的丧失可能具有不同的主观含义。举例来说，如果失业造成当事人无家可归，如果与我们争吵的最好的朋友也是我们唯一的朋友，或者如果我们是由祖父母抚养长大的，而且他们此前一直健康状况良好，那么，这些丧失可能对人们的生活造成更为深刻的影响。

无论我们在应对丧失和创伤时表现出何种差异，当涉及重建生活、实现情感和心理的完全恢复时，大家都面临着类似的挑战。我们必须重新拼接心理的断片——重新将生活的碎片组装到一起，形成一个功能齐全的整体。治疗心理创伤不仅可以加快我们的精神复苏，还能对我们的生活做出有意义的改变，提升现有人际关系的价值，增强目的意识，提高生活满意度，这种现象被称为"创伤后成长"。

虽然决定了我们是否能从创伤中恢复的很多变量（如事件的严重程度、我们的基本心理状态、过往创伤史等）并不受到主观控制，但有些变量是可控的。为了充分利用本章中的情感急救疗法，我们需要对心理创伤的程度及其对心理健康和情感福祉提出的挑战有清醒的认识。

丧失和精神创伤造成的心理伤口

除了导致严重的情绪困扰以及令人苦于应付的现实变化，丧失和创伤在我们的精神层面也造成了可观的破坏，它们会造成三类伤口，每一种所需的恢复方法都不一样。首先，丧失与创伤所造成的生活混乱威胁到我们的自我认知、个体角色和认同感。其次，它们导致的悲剧事件常常会挑战我们的基本世界观和自我定位。例如，我们会努力找出这些事件的意义，或将其纳入我们信仰体系的框架。其三，它们让许多人感觉难以与那些我们曾经觉得有意义的人和活动保持联系，我们甚至会觉得，如果重新回到原来的生活，就是对失去的人的背叛，或者是对我们经历过的苦难的不重视。

情绪上的痛苦可以吞噬那些经历丧失和创伤的人，然而，人们遭受以上三种创伤的程度可能出现显著差异。有些人也许只受到轻微伤害，有的则可能遭受持续几年甚至几十年的深刻影响。让我们详细了解一下各种不同的情况。

1. 生活被打断：铺天盖地的情绪困扰

在受到丧失或创伤之初，情绪困扰可能令我们的生活完全瘫痪。我们可能失去思考甚至自我照顾的基本能力如吃饭或洗澡。淹没在情绪痛苦之中，我们经常体验的是很多痛苦的"第一次"：失去某人之后的第一顿饭，成为暴力犯罪受害者之后度过的第一个晚上，改变人生的事件发生后第一次照镜子。这些没完没了的第一次还会在未来的几周和几个月里不请自来：分手后第一次去超市，第一次没给对方买他或她喜欢的食物，失业后的第一个圣诞节，没钱给孩子买礼物，或者父母去世后的第一个感恩节。

每一个"第一次"都会唤起记忆、痛苦的渴望和对失去的东西的深刻思念，除此之外，我们可能很难去关心任何人。陷入绝望的深渊，我们的情绪可能比患有最严重的临床抑郁症的人还要

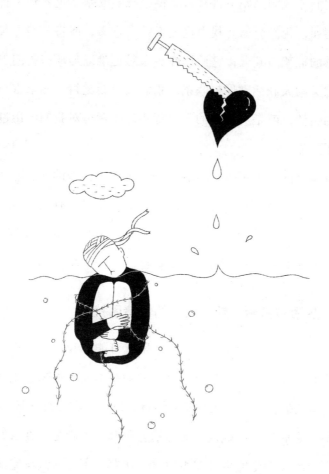

　　受到丧失或创伤之初，情绪困扰可能令我们的生活完全瘫痪。
我们可能失去思考甚至自我照顾的基本能力如吃饭或洗澡。淹没在
情绪痛苦之中，我们经常体验的是很多痛苦的"第一次"

低落。然而，在极端的情况下，悲伤是一种正常的心理反应，而非精神错乱。不管最初的情感痛苦如何烧灼我们的内心，它几乎总是随着时间的推移而平息。当我们开始接受丧失或创伤的现实时，内部的疼痛就会开始钝化，当然这可能是个缓慢的过程。

事实上，时间是复苏一个非常重要的因素。我们经常会在度过最痛苦的 6 个月之后开始自我调整——当然，具体时间显然取决于丧失或创伤的属性及其对生活的主观影响。但是，如果不进行自我调整，无论是因为丧失或创伤太严重，还是环境妨碍了自我疗愈，我们都有可能陷入任由经历来定义自我的风险。那些决定我们成为现在这个自我的最独特的方面已经丢失，代之以痛苦和悲伤，我们躲藏在那些我们不愿再提起的看法后面。我们的兴趣、创造力、喜悦和热情因为悲伤、痛苦和对过去无尽的思念而变得模糊不清。实际上，我们的生活在这里已经中断了。

2. 身份被改变：丧失和创伤如何挑战个体角色和自我定义

格兰特是一位销售代表，职业生涯很有前途。不出差的时候，他喜欢和朋友们打打篮球。一个冬天的晚上，格兰特和两名同事在出了一个长差后开车去机场，路上的积雪和冰冻让他们的汽车失去了控制。事故发生时，格兰特正坐在后排打瞌睡。

"我直接穿过挡风玻璃，摔到了路上，失去了知觉。几分钟后，我睁开眼睛，看到一位同事躺在我面前，已经死了。我试图站起来，但是不行。我低下头，看到自己满身是血，而我的腿……我的腿没有了……"格兰特呜咽着说。这是我们的第一次辅导，从他脸上的表情来看，这件事他并不经常提起。

"接下来的事情就是医院和手术，很多很多的手术。"在一年时间里，格兰特进过各种医院，医生们为他治疗全身的伤痛。他们说格兰特距离身体康复的目标有很长的路要走，他还需要参加心理辅导。格兰特破碎的身体开始慢慢愈合，但他心理的伤口却并未愈合。

"我无法告诉你，有多少次，我都想那天晚上要是死了该有多好，那也比现在这样要好。人们想来探望我，但我不愿意见任何人，我也不愿见到我自己。6年后，我仍然不敢照镜子，即使勉强看一眼镜子，我看到的也是一个陌生人，过去的我在那天晚上就已经死了，而现在这个人，这个肢体残破的瘸子，不是我！"

我为格兰特痛心，不仅因为他受了重伤，而且，6年之后，他仍然处于可怕的情绪困扰之中，他所经历的丧失造成的心理创伤狰狞如初，他破碎的心理世界从未得到正确复位，也没有适应新的生活现实。

丧失和精神创伤往往迫使我们面对一个新的现实，这取决于我们所经历的事件的严重程度，它们还会重新定义我们的身份以及我们的人生走向。事故发生前，格兰特的自我是由其职业、外向的性格和运动天赋定义的。然而现在，这三个要素完全无法在他的生活中发挥任何作用。所以，格兰特迫切需要重新定义自己的身份，重新和自己埋藏在悲痛之下的个性和品格取得联系，以便决定未来的生活走向。

很多丧失和创伤都需要我们重新定义自我和个体身份。例如，过去由事业或配偶进行自我定义的人，在失业或离婚后，就要重新寻找定位。我们可能会以运动能力和为人父母的身份定义自我，在失去健康或孩子长大离家后，也要重新自我定义。在此类情况下，我们需要花时间去重新发现自己是谁，揭开悲伤的表皮，挖掘我们认为有意义的东西和自我表达的新途径。如果做不到这一点，我们的人生就只能留下可怕的空白，就只能放大我们的丧失程度，粉碎基本的自我意识，使我们漂泊在自我怀疑和自我厌恶的惊涛骇浪之中。

3. 信念被切断：为什么丧失和创伤会挑战我们的世界观

人类最重要的前进动力之一，就是寻找人生经历的意义。我们每个人都对世界的运作方式有自己的理解（即使我们从来没有明确阐述过），并透过这一"滤镜"看待个体经历。世界观指引着我们的行动和决定，为我们提供意义和目的感。有人可能认为生活中发生的一切都是"天意"，还有人相信"种瓜得瓜"，有人认为"凡事必有因"，有人则觉得"一切都是偶然"。有些人觉得从普遍意义来讲，世界是公平的，另一些人则深信事实恰恰相反。有些人相信生活在很大程度上是可以预见的，而其他人却认为事物的发展是随意的。

无论我们的世界观如何，丧失和创伤都可能挑战我们对世界的基本看法，让我们经历深刻的情绪困扰。震惊之余，我们挣扎着为灾难寻找原因，试图把新的现实纳入不再向我们提供安全感的基本信念的框架之中。事实上，这种"信念危机"并不少见。此时，我们常常心中充斥着疑问和困惑，再次踏上寻找答案的旅途。

这种紧迫的需求，促使我们不断反思事件发生的经过、原因和方式，以及如何做能够避免。我们可能把每一个片段和细节都拿出来条分缕析，认为如果某些因素有所改变，我们就能免除当下的痛苦。作为一个 2001 年 9 月 11 日之后在纽约市工作的心理学家，我听到很多病人提出过这样的问题："要是她晚几分钟出门，就会错过火车，飞机撞大楼的时候，她就不会在办公桌前了""要是他搬到波士顿去，就不会乘坐那架飞机"，以及"要是我没有停下来抬头看，坠落的碎片就不会打中我"。"9·11"之后，很多人都产生过类似的想法和假设。

我们经常花费数月时间纠缠于这些问题，探索各种方法去寻找事件的意义。虽然很多人在悲剧发生后 6 个月内就试图将其合理化，也有许多人即使多年以后也无法释怀。然而，只要越早重建世界观，整合丧失或创伤的经验，就会更快地摆脱消沉，更好地进行心理调整，患上创伤后应激障碍症的概率也会降低。

4 . 人际关系被断开：为什么我们要努力联系剩下的人

玛克辛来做心理治疗，因为她的 50 岁生日快到了。10 年前，她曾答应丈夫库尔特，她会和他一起到非洲狩猎来庆祝 50 岁生日。玛克辛从未出过国，尽管库尔特一直想和她出国旅游。"虽然这是 10 年后的事情，但是，它不是一个轻易说出的誓言，"她解释道，"我打算遵守承诺。"

她过完 40 岁生日的几个月后，库尔特开始患上严重的头痛。"医生给他做了一个接一个的检查，却无法弄清楚原因，"玛克辛说。"然后，他们给他做了脑部扫描。医生告诉我们，库尔特脑部有个肿瘤，他们会尽可能切除它，但库尔特最多只能活三年。多少个夜晚我们都是哭着入睡的，库尔特害怕做手术，他知道手术可能失败。他们推他进手术室之前，我答应他，等他恢复，我们就去狩猎，还要利用在一起的时间尽可能去更多的地方，他笑了，那是几周以来他第一次笑。"

玛克辛停下来擦拭眼泪。"两个小时后，他在手术中去世了，"她说，她的手颤抖着，泪水在脸上流淌，"我很想他……非常想！我还是每天跟他说话：下班回家、早晨起来都会和他说话。我知道这听起来很疯狂，但我甚至每个星期都会做一顿他爱吃的晚餐，这样做可以安慰我，让我感觉不那么孤单。"玛克辛继续道："我来这里是因为，半年后，我的 50 岁生日就到了……我不知道该怎么办。我有些觉得自己必须遵守诺言，去狩猎，但要做到这一点，却没有库尔特的话，我不知道自己能否承受。"

玛克辛和库尔特没有孩子，但他们的社交生活很热闹，两人都喜欢露营和户外活动。然而，库尔特去世多年来，玛克辛已经与他们的大部分老朋友失去了联系，她已经放弃了露营和徒步旅行。她的社交网络只剩下住在西海岸的一个姐妹和工作上的几个朋友，她每隔几个月会和他们一起吃饭。我问她是否想过重新找人约会，她立刻表示反对，并解释说，这样做她会觉得好像背叛了库尔特。

对于至爱亲朋的离去，很多人的反应是缩回自己的小窝，执迷于已经死去的人，在头脑中和他们说话，以我们的经验去想象他或她的想法和反应。然而，这样的阶段通常是暂时的，随着时间的推移，我们开始放手，放下已经失去的人，继续前进——要么重新拾起原有的人际关系和活动，要么在新的关系上面投资我们的情感和精力。但是，一些人会徘徊不前，陷在对逝者的记忆中，把感情放在他们身上，而不是投入新的人际关系。

再举一个例子。2001 年夏秋之际，年轻的小伙子西恩曾经找我辅导，他失去了他的表弟也是他最好的朋友——当世贸中心北塔楼倒塌时，这位消防队员不幸牺牲。在事后的几个月里，西恩一直执迷于双子塔楼的各种信息。他一有空闲就观看好几个小时的世贸中心纪录片和讲述其施工建设的电影，阅读他能找到的建筑历史，研究大楼的维护和运营情况。同时，他退出了自己的大家族，拒绝参加家庭聚会，避免与那些能够与他感同身受的人接触。

虽然这种应对悲剧性事件的做法是可以理解的，但如果持续太久，我们就可能像西恩和玛克辛一样深陷在过去的回忆中。很多情况下，出现这种习惯，说明当事人已经被悲伤击垮。相反，通过心理复位和愈合、重新定义自我等治疗，我们就能走出回忆，关注当下存在的东西。而如果不及时治疗，这种模式可以持续几年，甚至几十年，把我们的生活和未来拴在丧失和创伤上面，任由它们来定义我们。

如何治疗丧失和心理创伤造成的心理伤口

丧失和创伤打破我们的生活，蹂躏我们的人际关系，并颠覆我们的自我认同。为了把人生的碎片重新拼接起来，我们首先需要走出创伤引起的铺天盖地的情绪困扰，虽然本章的治疗方法可以帮助你，但如果你遭受的悲剧是深刻的，如果几年过去了，你还没有从事件中恢复过来，或者你出现了创伤后应激障碍的症状，如侵入性闪回、噩梦、情绪麻木、易变和暴躁等，你应该求助于训练有素的心理健康专家。现在，让我们打开心理药箱，查看我们的治疗方案。

一般治疗原则

丧失会引起四种心理创伤，它们会导致铺天盖地的情绪上的痛苦，破坏我们的基本认同感和我们在生活中扮演的角色，动摇我们的信仰体系和世界观，挑战我们保持最重要的人际关系的能力。

本章节中的疗法大致按照我们的心理调整和恢复顺序排列。疗法 A（舒缓情绪上的痛苦）提供了如何管理情绪痛苦的指导，讨论了可能阻碍精神恢复的常见谬误。疗法 B（恢复失去的"自我"）专注于重新连接到生活的各个方面，例如，重建自我认同和身份，它只能在我们回到正常的家庭、工作或学习生活时使用一次。疗法 C（探寻悲剧的意义）专注于寻找事件的意义，甚至从中获益。应首先对该疗法进行一定的研究，然后在最初的痛苦消退之后，觉得感情上足以接受的时候再使用。

如果你觉得十分痛苦，以至于无法完成本章中的任何练习和治疗，请查看结尾部分关于寻求精神健康专业人士帮助的建议。

疗法 A：以你的方式舒缓情绪上的痛苦

"9·11 事件"发生后，在纽约市工作期间，我发现我的大部分患者，甚至很多精神卫生专业人士，都在不同程度上受到这场悲剧的困扰。当飞机撞击南塔时，我的一个病人遇害，还有一些病人受伤；建筑物倒塌时，另有一些人的家园被毁，好几个人失去了亲密的朋友或家人。虽然我的很多患者花了几个星期处理他们的丧失和创伤，但那些受影响最严重的人根本不愿意面对治疗。例如，一个被坠落的碎片砸伤的年轻人就明确表示，他宁愿不去再想当天发生了什么。

尽管许多人相信，在事件发生之后，必须去谈论它们，才能尽量减少心理并发症的风险，但事实并非如此。大量的最新研究表明，许多我们最珍视的观念——例如，处理丧失和创伤所带来的痛苦的"五个阶段"（否认、愤怒、讨价还价、抑郁、接受）的著名理论，还有一些所谓的常识性智慧——例如，需要把感觉表达出来，而把它们封存起来则是危险的，等等，在很大程度上都是不正确的。

例如，军事和联邦紧急事务管理署（FEMA）会使用一种叫作"危急事件压力情况汇报"（CISD）的技术，该技术要求创伤性事件的经历者尽早讨论事故的各种细节，因为其假定前提是，将事情的经过和自己的感觉表达出来，就能尽量减少创伤后应激障碍的发生率。但是，我们现在已经更多地了解了记忆（包括创伤性记忆）是如何在大脑中形成的。具体来说，就是对事件的回顾能够轻微改变我们的实际记忆。当我们回忆起痛苦的经历，同时强烈的情感依然没有平息的话，就会在不经意间将这段记忆与强烈的情感反应联系起来，结果，我们使得相关记忆更有可能唤起情感波澜，赋予它们更大的破坏力和冲击力。

然而，这并不是说我们应该尽量抑制这种回忆，或者说我们应该拒绝讨论这些问题。事实上，大多数专家认为，就应对丧失和精神创伤的后遗症而言，并不存在完全"正确"的方式。我们能够做到的最佳处理方式，就是根据个人的倾向、个性和世界观进行治疗。如果我们觉得有必要谈谈，就找人谈论一下；如果觉得没有必要与他人分享我们的想法和感受，则不应该逼迫自己这样做。例如，因为那位在"9·11事件"中被碎片击中的病人非常不愿意回想这件事，所以，我们选择了不去讨论。实际上，有证据表明，那些不是非常迫切想要谈论创伤经历的人，更有可能得益于他们避免谈论自己想法和感受的自然倾向。

一项线上研究在2001年8月招募了2000多名参与者，"9·11事件"发生后，研究人员意识到，他们遇到了一个巨大的机遇。他们告诉参与者，如果愿意，可以把自己对于此事的想法和感受发布在研究网站上。结果，3/4的参与者分享了他们的想法和感受，1/4的人没有。研究人员继续跟踪了研究对象两年，对其情绪状况进行即时评估。结果发现，两年后，那些地理位置最靠近"9·11"现场的人，以及选择了不在网上分享自己想法的人，患有创伤后应激障碍症状的概率较低。此外，当时在网站上写得越多（帖子越长）的人，两年后的心理状态越差。

但这些结论绝不是建议我们应该避免谈论自己的感情——如果我们觉得有必要这么做的话。悲惨事件发生后，我们能够采取的最好行动，就是完全按照我们的感觉行事。如果觉得有必要跟别人分享自己的想法和感受，就尽管去做；如果觉得有必要避免这样的讨论，也要竭尽所能去避免。

　　跟随我们的自然倾向或许是明智的，但有时候也可能面临较大的挑战。例如，那些选择谈论自己感受和体验的人也许发现难以做到——因为缺少社交支持，而那些不愿讨论的人却被环境中的各种信息提醒，不得不想起往事。对于那些亲身经历"9·11"的人来说，避免想起那段经历几乎是不可能的，因为悲剧的提醒随处可见。几个月来，只要踏入曼哈顿周边的街区，就能看到"9·11"袭击的证据：被破坏的建筑物、灰尘、燃烧物的恶臭、墙壁和公交车站贴满的失踪者照片，以及痛苦恳切的寻人标语。

　　当时，我的那位病人就尽可能避免与那些信息接触。乘地铁时，他埋头看杂志；在公司，则尽量不与同事闲聊；并且让好友和家人知道，不要在他面前讨论相关话题。实际上，告诉身边的人我们是否希望讨论悲剧事件或避免这样的谈话是一个很好的做法，因为这样他们就能知道怎样和我们相处才是最好的。

　　对于那些倾向于分享想法和感受的人，这样做可以帮助他们面对丧失或创伤的现实。实际上，许多表达悲伤的宗教仪式恰好就是出于这样的目的，例如犹太教的七日服丧和爱尔兰人的守灵夜——把朋友和家人聚在一起，为他们表达哀悼和思念之情提供一个机会，同时向其提供社交和情感支持（更不用说还有大量食品和酒精来舒缓你的神经）。

　　如果缺乏社交支持，或者如果我们更愿意这样做，也可以给失去的人写信，讲述我们之前没有与他们分享的思想和情感，以便进行自我安慰，甚至帮助我们向过去告别。

　　无论选择何种方式安抚情绪痛苦，针对丧失或创伤，最有效的治疗——而且是我们都能获得的治疗——就是时间。

治疗摘要：以你自己的方式舒缓情绪痛苦

用法用量：事件发生之后尽快使用。确定你是否想要与周围的
　　　　　人交流自己的感受和经验。

疗　　效：管理和降低情绪上的痛苦。

疗法 B：恢复你"自我"迷失的一面

当玛克辛失去了她心爱的丈夫库尔特，她也失去了一部分自我。库尔特去世后，她的生活完全改变了。过去，她和库尔特一直非常活跃，喜欢享受社交生活，经常露营和徒步旅行，和好友们共度过无数夜晚。然而，库尔特去世后，她却停止参加所有的活动，并因此与那些曾经组成她生活一部分的朋友们失去了联系。

创伤性事件之后几周或几个月里，很多人都会避免与那些和逝者有关的人、地点或活动接触。但是，如果一直这样下去，超出了一定的时间，就会出现问题，以至于把我们生活的重要方面给切割掉了。玛克辛就与定义了她的自我的很多经历和人际关系失去了联系，从而丢失了自我的重要方面。放弃这么多有意义的角色和功能，改变了她的自我认同，而且，她也一直没有找到失去的这些部分的替代品——没有发现新的兴趣和热情来满足自己，只是交了少数几个新朋友。即使过了 10 年，她的生活也像丈夫刚去世时那样空虚。

玛克辛迫切需要填补这些空白——无论是回到以前的活动或关系，还是寻找新的兴趣。很多人面临着类似的挑战，即使那些改变了我们的悲惨经历过去了很多年，我们仍会觉得空虚和不完整。

恢复迷失的自我的练习

下面的写作练习可以帮助你确定你失去了哪些方面的自我，帮你找到新的方式来表达自己的身份，恢复你可能已经抛弃了的、有意义的生活角色。为了加以说明，我以玛克辛的反应为例。

注意：如果事件仍令你记忆犹新，你仍然感觉到极端的情绪困扰，请不要逼迫自己，除非你觉得在心理上已经准备好完成这项工作。

1. 列出在事件发生之前，你自己或者别人认为有价值的你的品质、特点和能力（至少10项）。玛克辛的列表包括：忠诚、热情、冒险、自信、智慧、领导者、户外爱好者、野营专家、善于讲故事、富有同情心、体贴、支持、热心、爱心、关怀和沟通。

2. 以上各项中，你觉得与你现在的生活最没有关系的是哪些？玛克辛的回答是：冒险、领导者、户外爱好者、露营专家、善于讲故事、体贴、热情、爱心。（请注意，玛克辛列出的内容围绕着丈夫去世前她的生活的两个方面：她对露营和户外活动的爱好，以及她与兴趣相投的朋友之间的亲密联系）

3. 针对你列出的每一项，写一小段话，说明你为什么觉得现在它与你的生活无关，或者你现在为什么失去了这项品质。

    例如，玛克辛写了她现在为什么很少有想冒险的想法：我从来不认为自己是一个孤独的冒险家。对于我来说，冒险总是意味着与库尔特分享新经验，只有我们一起经历的冒险，才令我兴奋。没有了他，冒险似乎失去了价值，反而显得很悲哀。

4. 针对你列出的每一项，写一小段话，注明你可以通过哪些人、活动或方式来恢复它们，并且做得更好。

　　当我要求玛克辛做到这一点时，她有些挣扎，因为她不知道没有库尔特的分享，怎样才能表现自己的冒险精神。

　　"你觉得我应该通过去狩猎来重新表现冒险精神，对吗？"她说，然后又赶紧补充，"但我不能，我真的做不到！"

　　"其实，我根本没有这么想，"我回答，"我相信循序渐进，而去狩猎是很难的一步。引起我注意的是，你说冒险的意义在于和库尔特共享，但不只是有库尔特，你们只是更大的冒险群体的两名成员，很多人都可以与你分享共同的兴趣和情感，也包括冒险的经历，哪怕是微不足道的经历。这就是我所想的。"我说，"你以前一起露营的朋友，谁可以陪你做个短途旅行呢？"

　　玛克辛明显松了一口气，她一直坚信我会催她去狩猎。她很高兴与我讨论怎样和老朋友进行短途旅行。

　　再举一个例子，车祸失去双腿之前，格兰特很爱运动，喜欢打篮球。我指出，轮椅篮球是一种非常受欢迎的运动，并建议他打听一下是否可以参加当地的业余联赛。

5. 根据可行性和情感管理的需要，为以上项目排序。

6. 根据列表设定你的目标，争取做到最好，但要采取你自己感觉最舒适的速度（请注意，以上每项都可能造成一定程度上的不适）。你会与有价值、有意义的那些方面的自我重新连接，进而放下过去，继续前进。

治疗摘要：恢复迷失的自我

用法用量：使用到你恢复正常的生活（包括家庭、工作和学习生活）为止。

疗　　效：恢复个体的重要身份，重建打乱的关系。

次要疗效：减少情绪上的痛苦。

疗法 C：寻找悲剧的意义

自弗兰克尔写出《活出生命的意义》以来，人们普遍认为，寻找丧失和创伤的意义，对于有效治疗创伤至关重要，而数以千计的研究已经证实了该假设。寻求意义是从各种丧失和创伤，如失去亲人，遭受暴力、虐待和战争创伤中恢复的关键因素。为了从悲惨体验中恢复，我们需要重新拼接心理碎片，用事件的意义编织生活的经验。

然而，问题在于如何做到。有人也许会得出这样的结论："这是上帝的旨意，我需要接受""我可以帮助那些与我经历相似的人"，或者"我认识到那些真正对我重要的东西，我已经有了很大的改变"，但是，这些故事并没有告诉我们当事人是如何得出这样的见解的，也没有说明我们应该如何去实现自己的顿悟。

研究了人们是如何寻找丧失和创伤的意义之后，科学家们意识到，这个过程包括两个不同的阶段：发现意义和发现效益。发现意义是指，将事件纳入现有的信念和世界观体系，使其更便于我们理解。我们通常有能力在事件发生后 6 个月内发现其意义（尽管完成该过程有时需要数月或数年），一旦如此，我们就可能在情感和心理方面恢复得更好。

发现效益是指，我们从亲身体验中找到希望。我们可能对生活有了更深的理解、提高了实力和应变能力；可能会重新调整我们的优先事项，并确定新的目标；我们也可能认识到，新的现实为我们带来了新的出路。发现效益只出现在精神复苏的后期阶段，因为大多数人在遭受严重的精神痛苦时，不会做到这一点。即是说，足够的时间过去之后，人们就能从丧失或创伤中发现益处，在情感和心理方面表现得比做不到的人更加健康。

如何在悲剧中找到意义

从悲剧事件中找到意义的最常见方式，就是直接针对丧失或创伤采取行动。有的人家属因罕见疾病去世，他们就会提高对该疾病的防范意识。性暴力或人身攻击的幸存者可能会决定站出来说话，告诫别人如何避免这样的遭遇，如果发生了这样的事，应该如何处理。在战争中残疾的退伍军人经常自愿帮助新近受伤的士兵应对自己的伤病，并在其长期康复的过程中予以支持。很多在 2001 年"9·11 事件"中失去亲人的人，参与了在纽约、华盛顿和宾夕法尼亚有关此次事件纪念场所的设计工作。当然，并不是每一次丧失都会为我们提供这些选项，它们也并非适合所有人。

下面的练习将帮助我们确定新的思维方式，使我们的探索更有效。两个寻找意义的练习，其一只能在我们开始从情感痛苦的最初攻击中恢复过来的时候使用，其二应在更晚的时候使用——当我们的情绪恢复到能够静静思想痛苦场景的时候。第三个练习则有助于发现效益，只能在我们持续康复、情感状态大幅回升的时候使用。如果你过于痛苦，无法完成任何练习，请参阅本章结尾关于寻求心理健康专业人士的意见的讨论。

通过问"为什么"而不是"怎么会"来寻找事件的意义

我们常常很难接受悲惨事件的基本事实，尤其是当它们第一次发生的时候，我们会在脑海中反复回想它的经过。例如，玛克辛频频想起她与库尔特的最后一次谈话。这样的反应很自然，但是，如果重复进行，就只能激活我们的情感痛苦。频繁回想整个事件，无益于提高我们的洞察力，也无助于我们寻找事件的意义。但只要做一些调整，我们就能使这种思考朝着获得新的洞察和发现事件意义的方向发展。

大量研究表明，用询问"为什么"代替"怎么会"，足以引发具有本质区别的、更富有成效的思维过程，进而扩大我们的思考范围，帮助我们看到更重要的关乎生存、精神或哲学意义方面的原因。这种宏观思维过程更有可能帮助我们找到事件的意义，最终获得内心的安宁。

失去丈夫近10年后，玛克辛也从来没有问过自己这种大问题：为什么库尔特会死，她能否因失去他而获得任何意义或目的。事实上，这样的问题对于她是如此的陌生，以至于当我第一次向她提出时，玛克辛马上就有点晕头转向。但是，一旦能够开始思考它们，玛克辛就不再重复回想当时的事件。对她而言，问出"为什么"不啻开启了一扇通往全新意义的大门，帮助她在多年的哀悼和停滞之后继续前行。

通过问"什么可能发生"寻找悲剧事件的意义

在经历丧失或创伤的早期阶段，我们常会不自觉地幻想"如果……就好了"，以此想象事件的另一个结局。例如，"如果×××（在事故中死亡的人）选择了不同的路线就好了""如果癌细胞在早期被发现就好了"，或者"如果攻击者选择了其他受害者……"，等等。有人认为，提出这样的假设，只能让我们专注于事件的随机性，从而更难以接受既定的事实。但有的研究也得出了相反的结论：这种"反事实思考"不仅不会让人感叹世事无常，而且还会让我们认为已经发生的事情是注定的，从而赋予其更大的意义。

就像用"为什么"取代"怎么会"一样，这样做反而迫使我们去思考更抽象的问题，让我们把生活中的不同部分连接起来，利用我们的分析能力，看到更宏观的图景。所有这些都是追寻意义的重要方面。这样的练习可以帮助我们摆脱僵化的观点——它们限制了我们把个人生活放在大背景下考虑的能力，从而赋予事件新的内涵，得出新的观点。

我们的自然倾向就是采用反事实思考法，探讨如何避免丧失或创伤，但我们也可以引导自己设想事情怎样会更糟。一些专家认为，从悲剧事件中提取意义的最佳方式（再次强调，我们只能在充分恢复后做这件事）就是结合以上两种类型的反事实思维，假设如果事件没有发生，或者如果事件结局更糟的话，我们的生活会是怎样。

思维练习："什么可能发生"

注意：读者应该注意的是，反事实思维可能引发情感痛苦，一定要了解其特点，在你觉得已经做好情感准备时才能施行。此外，如果你不相信命运或者天意，则可能不如那些相信者获益更多，所以，要是你发现这样做并没有帮助或者引起的痛苦太多，就应该停止。对于那些已经做好准备的人，最好是一次性完成，强烈建议把你的反事实思维的内容写下来。

1. 如果事件没有发生，你今天的生活会有什么不同？

2. 在什么情况下，事件的结果会更糟？

3. 是什么因素防止了这些糟糕结果的出现？

4. 这些更糟糕的结果并没有出现，你觉得应该如何感恩？

一旦你完成这项练习，并给自己时间来恢复，吸收各种有益的想法、见解或新鲜的观点（至少需要一天或更长时间），就可以进行发现益处的练习。你也可以选择等待数周或数月，或者如果你觉得没有准备好或无法完成的话，也可以跳过发现效益这一步。

如何确定丧失的益处

一定的时间过去之后，寻找丧失和精神创伤的益处，是发现事件意义和重要性的关键途径，这样我们才能恰当定位事件，并且继续前进。虽然识别"乌云背后的幸福线"需要足够的时间，但这样可以为我们开启路径和机会，提升生活的意义和满意度。

此外，我们还可以帮助那些经历类似的人；建立对疾病、社会问题等危险的认识；纪念我们失去的人；记录事件的经过，创造与其相关的艺术作品；强健身体，等等，这些都是发现悲剧事件效益带来的好处。

确定事件的益处可能对我们的恢复产生积极的影响，从现实角度看，它们有益于我们的情绪和心理的康复。所以，我们需要想方设法利用我们的总结得出的教益。例如，经过某个事件，我们可能更加重视家庭，但如果我们没有采取相应的实际行动，那么获得的益处就是有限的。如果我们做出实际改变，花更多时间陪伴家人，或者提升家庭生活的质量，就更有可能真的从损失中受益，并且在情感上因祸得福。

识别潜在益处的练习

完成下面这些练习的时候，请确保你有足够的时间和空间来放松，让你的思绪探索各种可能性，同时不会感到匆忙或压力。

想象未来 10 年的自己：你已经实现了一些有意义的重要目标（不一定是获得诺贝尔奖，但要对你有意义）。在一个安静的时刻回想你一路走来的旅程，回顾它是如何引导你取得现在（未来）的成就的。请完成下面的句子。

1．那时我从来没有想过，这样的悲惨事件会使我：

2．我当时所做的对自己非常重要、非常有意义，因为：

3．我迈向成功的第一步是当我……的时候：

4．我的成就是可以实现的，因为我改变了自己的优先目标，
　　例如：

5．更改我的优先目标，使我的生活发生以下变化：

6．一路走来，我意识到我的人生目的是：

治疗摘要：发现悲剧的意义

用法用量：只有当你觉得自己可以管理可能引起情绪疼痛或
　　　　　不适时才能使用。

疗　　效：减少情绪上的痛苦，恢复我们迷失的身份，并重
　　　　　建受损的信念体系。

次要疗效：恢复并重建受损或被忽视的关系。

何时咨询心理卫生专业人士

如果我们遭受的丧失或创伤比较严重，或者当它以极端的形式从根本上影响了我们的生活时，我们应该寻求精神卫生专业人士的帮助。如果你认为自己可能出现创伤后应激障碍的症状，如侵入闪回、噩梦、情绪麻木、易变和暴躁等，你应该求助训练有素的心理健康专家。此外，如果你已经使用了本章提到的疗法，但这样做并没有帮助你恢复情绪或心理状态，或者你一直无法做出改变、改善你的处境或完全和高效地恢复生活的话，你也应该向经验丰富的心理健康专家求助，他们最好擅长处理相关的丧失或创伤。

如果经历过悲惨事件之后，你觉得难以忍受情绪上的痛苦和伤害，甚至想要伤害自己或他人的话，请寻求心理健康专业人士的帮助，或者前往最近的急诊室。

第四章

||||||||||||

内 疚

情感体系的毒药

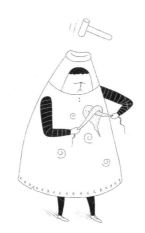

内疚是因我们犯的错误或者给他人造成的损害而产生的一种非常普通的感觉。没有一个人能使自己的言行举止完全符合我们自己订立的标准，即使最出色的人，也难免有意无意地做出冒犯、侮辱或伤害别人的行为。内疚到底有多么普遍？研究估计，人们每天大约有两个小时会感觉轻微的内疚，每个月大约有三个半小时左右感觉严重内疚。在某些情况下，内疚感会持续几年甚至几十年。

尽管如此，内疚感却无法使一个人失去行为能力，因为内疚感的持续时间通常较短。实际上，内疚的主要功能是一个信号，它提示我们已经做了或即将做出一些违反我们个人标准（例如违反减肥计划、购买超出预算的东西、工作时间打游戏等等），抑或是直接或间接对别人造成伤害的事情。我们会对这个信号做出反应，重新评估我们的行动计划，或者向已经受到伤害的人道歉，竭尽所能弥补现状，然后，我们的内疚感就会很快消散。

虽然令人不快，但内疚感却提供维护个体行为标准，保护个人、家庭和社区间业已形成的关系的功能。在激烈的争吵中，当我们的配偶流下眼泪，内疚会使我们的心变软，请求和解。当我们忙于工作，忘记了母亲的生日，内疚会在我们耳边唠叨个不停，直到我们放下手中的工作，给她发电子邮件或打电话道歉为止。当朋友发现我们把他们的秘密透露给别人，内疚会使我们向其表达由衷的歉意和对未来的承诺，或许还要请对方享用一顿不错的晚餐作为补偿。

为了保护我们最珍视的人际关系，内疚做了很多工作，它实际上值得拥有自己的超级英雄服装和斗篷。然而，在给它颁发超级英雄勋章之前，我们也要知道，内疚并不一定都对心理有益。在上面的例子中，我们给他人造成的伤害是轻微的，而且，我们已经努力道歉或成功弥补了自己的过失，因此，我们的内疚马上就停止了，或者至少减弱了很多。同样，如果我们辜负了自己的标准，却无法补偿或纠正我们的错误行为，内疚感就不能完全消除。

有些时候，内疚感会长久占据我们的头脑，徘徊不去。小剂量的内疚可以成为拯救个人行为的英雄，而较大剂量的内疚，则成了心灵的毒药，搅扰我们的安宁，破坏我们最珍视的关系。一旦这些不健康的毒素在情感系统中流动起来，排除毒液就成了困难的任务。

不健康的内疚与人际关系

虽然违反个人标准的时候我们会感到内疚，但这样的内疚很少经久不散。例如，当我们违背了节食计划、花了太多的钱或者忽略了个人责任时，在某种程度上，我们可以努力弥补错误，却很少会被内疚伤害。没有人会因为圣诞节期间吃了太多的巧克力芝士蛋糕而内疚得在半夜里尖叫着醒来。当我们违反了个人标准，确实会有一种令人困扰的情绪萦绕我们，但它从本质上讲是一种遗憾，而不是罪恶感。

不健康的内疚主要与人际关系有关——例如当我们影响到其他人的福利的时候。不健康的人际关系内疚通常体现为三种主要的形式，它们都会带来相似的心理伤口：一是"未解决的内疚"（这一点最常见，也往往最有害），二是"幸存者的内疚"，三是"分离的内疚"（或与之密切相关的"不忠诚的内疚"）。

虽然对他人的各种冒犯都会引起关系性的内疚，但内疚悬而未决的主要原因之一却是，我们虽然乐于承认错误，但却并不擅长发觉什么时候道歉才最有效。另一个原因是，即使我们道歉及时，我们给他人带来的危害可能太大，以至于对方想要原谅却无法原谅（这也是道歉无效的一个记号）。在这些情况下，我们的内疚得不到解决，于是很快变成了一种毒素。

有些形式的内疚会在我们并没有明显错误的时候出现。例如，战争、事故、疾病等悲剧的幸存者会觉得无心回归生活，因为这样做会唤起他们对受害者的回忆。他们可能因自己活了下来而困扰不已，或者感到自己有责任阻止事件的发生。幸存者内疚严重时，很多人会患上创伤后应激障碍（PTSD）。因此，有必要把这种内疚视为某种更复杂的心理病症，本章中的治疗方法并不适用。当幸存者内疚涉及战争、事故或者其他创伤性事件时，最好是咨询受过治疗 PTSD 培训的心理健康专家。

幸存者内疚往往因环境变得更糟。人们可能恰好在兄弟姐妹死于车祸之前与他们吵过架，在朋友自杀前忘记回她电话，或者在同事被解雇前无意中羞辱了对方。歌星巴迪·霍利的吉他手威隆·詹宁斯就遇到了最不幸的情况。霍利乘坐的飞机失事、机上乘客全部遇难的那天，詹宁斯本应和他一起搭乘那趟班机，但为了照顾生病的 J.P. 理查德森，他把座位让给了他，自己去坐大巴。更令詹宁斯内疚的是，霍利拿他坐大巴开玩笑说："嘿，我希望你的大巴被冻住！"詹宁斯回敬道："嘿，我希望你的飞机解体！"虽然詹宁斯通过奋斗以后也成了明星，但对理查德森的死和自己送给霍利的临别赠言的内疚一直萦绕着他。

幸运的是，许多导致幸存者内疚的情况远不如詹宁斯的遭遇那么戏剧化和悲伤。当我们发现自己比别人更幸运，要么是因为我们做得非常好，要么因为相比之下他们的情况格外不佳，我们的同情心和良知就会放大内疚感，因此，尽管自己并没有错，我们也可能体验到内疚带来的心理干扰。例如，我们可能会发现自己很难享受晋升的感觉，因为我们的朋友和同事都在争夺相同的位置；我们可能会觉得无法参加与爱人的订婚仪式，因为我们的兄长仍是单身，而且过得不快乐；或者，我们可能不愿庆祝自己进入了理想的大学，因为最好的朋友未被录取。

难以清除幸存者内疚的原因是，没有需要得到补偿的人，没有需要修补的破裂关系，没有需要道歉挽回的友谊。因此，我们的内疚也是漫无目的，它带给我们的无非是一场震耳欲聋的虚惊，并因此毒害了我们的生活质量。

分离内疚是指因为只顾自己，没有考虑到别人而引起的内疚。例如，我们很难和配偶离家享受一个美好的夜晚，因为我们会为把孩子扔给保姆而感到内疚，即使保姆非常称职也会如此。我们可能因为自己远离年迈的父母居住而感到内疚，即使他们得到了很好的照顾。或者，我们可能因自己出国工作或留学感到内疚，因为家人会想念我们。

不忠诚的内疚是指，我们在追求自己的目标时，因为自己的选择偏离了家人和朋友对我们的规范和期望而感到的内疚。因为我们担心，家人会认为我们的选择违反了他们的价值观，是对家庭的背叛。这种内疚在涉及宗教习俗和性取向等主题时尤为常见。一位曾找我辅导的母亲，对她刚刚出柜的同性恋女儿（女儿同意和她一起参加辅导）叫道："你怎么能这样对我？！"女儿回答："我没有对你做什么！我只是想要幸福！"语毕，她就泪流满面地向母亲道歉："对不起，对不起。"

在这种情况下，家人常常有遭到背叛的感觉。当然，很多成年子女也会觉得父母背叛了他们——因为没有向他们提供足够的支持和同情。但通常来说，子女感到的内疚要比父母或其他家庭和社区成员沉重许多。

虽然上述问题一般都会得到解决，但当时我们经历到的内疚感却是实实在在的，无论我们的目的是行使自主权、过自己想要的生活、做出自己的选择，还是满足自身的情感和心理需求。

不管是否因为我们的错误而导致了不健康的内疚，内疚感越强烈、徘徊的时间越长，其毒性就越强，给心理健康造成的创伤就越严重。

内疚造成的心理创伤

过多的不健康的内疚可能导致两种类型的心理创伤，两者都会对我们的生活质量造成毒害。其一是对个体功能和幸福的影响。除了造成情绪困扰，内疚严重阻碍了我们集中足够注意力满足自身需求、履行个人义务的能力，而且它经常促使我们诉诸赤裸裸的自我惩罚来缓解内疚感。其二是对人际关系的影响。悬而未决的过度内疚会削弱我们和自己伤害过的人的沟通，限制我们以真挚的方式与其交流的能力；此外，它的毒性常会向外扩散，在家庭、社交圈甚至社群中制造紧张气氛。

我们需要尽快处理未解决的内疚或过度内疚的原因是，它们往往会加强当事人的悔恨和羞愧感。一旦出现这种情况，我们不仅会谴责自己的行为，还会指责整个的自我，导致自我厌恶、自卑和抑郁。为了成功治愈这两类伤口，我们需要对内疚给生活带来的影响和对人际关系造成的损害有清醒的认识。下面我们来具体了解。

1. 自我谴责：内疚是怎样与我们的喜悦和幸福感玩"打地鼠"游戏的

内疚的程度各有不同。轻微的内疚就像一只恼人的害虫，在我们耳边嗡嗡乱叫，扯动我们的衣袖，分散我们的注意力，妨碍我们履行日常生活的责任。而严重的内疚会消耗我们的精力、麻痹我们，成为我们生存中的中心主题。

耀西是个大学生，放春假时，还有几个月就要毕业的他来找我做心理辅导。他的父母都是医生，他们30出头就从日本移民到了美国，然后努力找到了工作，成为临床医师，后来又从事研究工作。"我父亲说，他一生中最快乐的一天，就是当我被常春藤盟校录取，进入全国最好的医学预科学习的那一天，"耀西说，"他们希望我读哈佛医学院，并最终成为医生，这样我就可以实现他们被剥夺了的梦想。"

父母的期望肯定会给耀西带来巨大的压力，但随着他的讲述，我意识到，他不仅背负着压力——而且忧心忡忡。

"从上第一堂课开始，我就讨厌医学预科，"他继续说，"第一学年我坚持了下来，而且表现得很好，但我苦不堪言，医学院不适合我，所以我换了专业，但我怕父母伤心，就不敢告诉他们，他们为了我的教育做出了那么多的牺牲，我不能……所以我一直瞒着他们。可是，我还有几个月就要毕业了……到那时他们会知道的！"耀西捂着脸说，"我觉得很内疚，简直要吐出来了。我一直想象着当他们发现真相时会是什么表情。"耀西开始抽泣，有好几分钟都说不出话来。"他们辛辛苦苦供我读书。我本来可以去公立学校，给他们省下一大笔钱，但他们坚持让我上哈佛。他们肯定会崩溃的，肯定！"耀西又哭了起来，"我不知道该怎么办！我无法集中注意力，我不能集中，我没法学习……我脑子里只想着这些！"

压抑内疚三年之后，耀西终于无法忍受了。内疚感正在吞噬着他，朝他尖叫、唠叨，让他无法忽视它的存在，阻碍他集中精力进行思考，也让他无法继续学习。

内疚会破坏许多人的精神和智力，其影响是如此显著，以至于当事人可能难以完成基本的工作或学习任务。除非采取措施解决内疚的起因或减轻其影响，否则，我们将继续任其摆布。

不幸的是，不健康的内疚不仅让我们感觉糟糕，还妨碍我们体验好的感觉。在针对普通大学生（并非有内疚问题的特殊人群）的一项研究中，科学家在屏幕上播放了一些与内疚相关的词汇，如高速闪过"难辞其咎""有罪"和"罪恶感深重"等词语，被试者会无意识地受到词义的影响——该步骤叫作"埋线"。第二组人观看的是与悲伤相关的词语，第三组（对照组）看到的则是中性词语。然后，研究人员询问被试者，他们打算如何花掉一张50美元的优惠券。中性组和悲伤组的受试者普遍打算把钱花在音乐和电影等休闲活动方面，而内疚组的受试者则会选择购买不那么放纵的商品，如学习用品。

这个实验和其他类似的研究证明了内疚的强大影响力，甚至连潜意识中存在关于内疚的词汇，都会让人感到不适。当我们处于过度内疚的阵痛中时，是很难以任何实质性的方式享受生活的。那些曾经给我们带来快乐、喜悦或者兴奋的东西都失去了吸引力，并不是因为我们不再喜欢它们，而是因为我们不再允许自己这样做。

对于那些遭受各种形式的幸存者内疚的人，这一点尤其是个问题。例如，孩子发生意外或患有慢性疾病的父母、大屠杀幸存者的孩子（甚至孙辈）、其他暴行的幸存者或丧偶者，面对生活的乐趣，他们时常会觉得对不起受害者，以至于无法放松享受。这种延伸出来的感受和严重的内疚其实毫无意义，它们只会降低我们的生活质量。

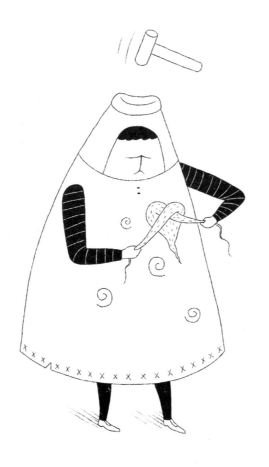

　　过度内疚的另一个毒副作用是，为了减轻犯错（无论有意还是无意）造成的内疚，我们可能会尝试自我惩罚，做出自我破坏或自我毁灭的行为。有些人甚至不惜体罚自己。

一个人的搏击俱乐部

过度内疚的另一个毒副作用是，为了减轻犯错（无论有意还是无意）造成的内疚，我们可能会尝试自我惩罚，做出自我破坏或自我毁灭的行为。有些人甚至不惜体罚自己。自虐的历史源远流长，尤其令人反感，而作为一种赎罪形式，自虐行为尤其在 13 到 14 世纪鼠疫肆虐的欧洲最为流行。那时候，人们相信，公开用铁器痛打自己，甚至打得皮开肉绽，会洁净自己的罪行，因此可免于黑死病的威胁。随着文明的进步，自我惩罚的方式也有所发展，公共场合的血腥自罚已经非常少见，但却换成了私下里的自虐。

除了明显的自虐行为，很多人会以隐性的方式自罚。一项研究诱导被试者以为他们弄丢了别人的彩票，结果，这些被试者甘愿接受十分难受的电击惩罚，尤其是在"受害者"面前，他们表现得非常内疚。在其他研究中，感到内疚的受试者愿意将手泡在冰冷的水中，忍受一定时间的痛苦（比不觉得内疚的人坚持的时间更长）。这样的发现之所以值得注意，是因为参与者并非为了抵御什么瘟疫，单单是因为他们弄丢了同学的彩票而感觉糟糕！

我们把感到伤害了别人，因为无法弥补而寻求自我惩罚的行为叫作"多比效应"（因《哈利·波特》系列中习惯于自我惩罚的家养小精灵多比而得名）。对于我们这些非魔法生物而言，之所以采取这些自罚措施，甚至公开如此的原因是，这些行为是懊悔的明确信号。通过让别人知道我们的情绪困扰，我们重新分配了自己的情感（身体）痛苦，希望恢复在社交圈、家庭或社群中的地位。

2. 阻碍人际关系：内疚如何荼毒健康的沟通

严重的内疚会毒害真诚的沟通，破坏我们与自己伤害的人（或者那些认为他们被我们伤害的人——事实也许并非如此）之间的交流。即使我们没有意识到这一点，尚未解决的内疚也会影响我们对周围其他人的行为，从而会反过来影响他们对我们的行为。在许多情况下，内疚还会波及我们的社交或家庭圈子，荼毒人与人之间的真诚交往，使我们的人际关系变得极为紧张。在这种情况下，尚未解决的内疚所散发的毒性，甚至比我们最初的冒犯的破坏力还要大。

我们经常体验到内疚一波波袭来的感觉，当它涉及人际关系时，会严重影响我们与自己伤害过的人的互动。在这样的时刻，内疚感会像打在脸上的躲避球一样令我们痛苦不堪。可以理解的是，只要我们能够做到，我们的自然倾向往往是回避这些痛苦。为了尽量减少再次伤害对方的可能性，在和他们或其他家庭成员互动时，我们会避免提到诱发内疚的事件本身，避开可能联系到此事的其他话题，时间一长，不能提到的话题便会越来越多。我们也可能避开让我们想起自己错误的人或地点，最终，我们会干脆避开受害者本人。

这种策略不仅没有什么效果，而且，在我们的伤害对象是自己配偶的情况下，也基本不可能做到。布莱克是个全职爸爸，他的妻子朱迪是个医药销售代表，两人来找我咨询育儿问题。他们有三个孩子，其中两个被诊断出患有注意缺陷多动障碍，三个孩子都不听父母的话。然而，他们的育儿问题很快就成了次要矛盾：

布莱克发现了一条短信，他怀疑朱迪可能与同事有染，于是就在第二次辅导的时候质问她。朱迪非常吃惊，但她立刻予以承认。"就发生过一次，但过后我就后悔了，"她说。"我们下班后一起喝了一杯，然后就发生了。但是，这并不能说明什么！只是一个愚蠢的错误，一个非常愚蠢的错误。"

布莱克本希望朱迪给那条短信一个令人信服的解释，却遭到当头一棒。"你和别的男人上床，"他喃喃自语，难以置信地摇着头。"你和别的男人上床……"

朱迪的神色满是内疚和痛苦。"对不起，布莱克！我真的很抱歉！但我向你保证，这并不说明什么。这是一个错误，仅此而已。你一定要相信我！"

当布莱克表示，他不打算离婚时，朱迪感到十分宽慰。然而，这并不意味着他原谅了她。事实上，布莱克还是觉得受伤，但他挣扎着不去想这件事。每次朱迪看着他，总会发现那种受伤的眼神，她为此觉得非常内疚。几周过去了，他们恢复了正常的生活，但布莱克还是在痛苦中徘徊，由此引发朱迪的愧疚。朱迪的销售工作要求她上班时保持充沛的精力和积极的态度，但在家里，她却因内疚而郁郁寡欢。她开始加班（同时还要每隔 30 分钟给布莱克打个电话，证明她确实在办公室里）。她会找借口逃避家庭聚会（包括自己家和布莱克家的），也不再那么积极参与孩子的课外活动。

我决定和朱迪私下讨论她的反常表现。"你逃避的不仅是自己的内疚，"我指出，"还包括你的整个婚姻。"朱迪默默点了点头。但她的罪恶感已经变得如此巨大，她根本不知道自己能否忍受下去。她不顾一切地想得到布莱克的宽恕，他也不顾一切地想要原谅她，继续过下去——但他根本做不到。伤害—内疚—逃避的循环摧毁了他们真诚沟通的能力，比起外遇，这对他们的婚姻造成更大的威胁。当我们和内疚玩起躲避球的游戏时，我们很少能成为赢家。

内疚是绊脚石

越是亲密的关系，越容易引发愧疚，最常见的问题是"忽视"。"我就算躺在这里死了，你也不会知道，因为你永远不给我打电话""如果你弄上那个文身，你母亲会伤心的！"，还有"自从你上周和他吵架之后，你父亲非常沮丧！"这些都是许多家庭中常见的、良性的引发内疚的实例。我们想要引起别人内疚的主要原因是，希望影响他们的决定和行为。然而，我们很少考虑到的是，设下这块绊脚石的人往往自食其果，除了内疚，它们还会引发不满。

在一项调查中，33％的人表示，他们觉得对那些使其感到内疚的人不满，而只有2％的引发内疚者知道他们的做法导致了对方的不满。事实上，引发内疚者很少意识到他们是搬起石头砸自己的脚。当有人指责我们忽略了他们，引起我们的内疚之后，我们往往会在关心他们之后尝试躲开他们。尽管多数愧疚是轻微的，但从长期来看，其毒性会使我们的互动和沟通变得肤浅和敷衍，降低人际关系的质量。

内疚如何毒害整个家庭

当我们犯了特别严重的错误，或者我们伤害的人无法原谅我们时，我们会很容易被内疚毒害，家庭和社交圈中的其他成员也会对我们加以谴责。这时，只要其中一个人以忠诚为名义站出来表示立场，就能引起分裂，其他成员便会迅速分边站队，结果对圈子里的每个人都造成不同程度的伤害。许多绵延几代的家族世仇就是这样产生的。

生发这一类贻害无穷的家庭纠纷的最肥沃土壤，非家庭活动和宗教节日莫属，大型聚会则为批判过往的错误行为提供了完美的舞台。当然，除了在当事人心中造成巨大的罪恶感，这样做还能制造紧张气氛和分裂，甚至破坏最精心策划和最具节日性的活动。

安东尼娅 20 岁，是个大学生。她的父母一共育有 12 个孩子，其中 10 个是女儿，她排行老三。安东尼娅自己承认，在所有兄弟姐妹中，她和母亲的关系最不好。"我来自一个意大利家庭，"她在第一次辅导中解释道，"非常传统的意大利家庭，你知道吗？我一直很尊重我的母亲，但也和她吵架。反正现在我们的关系非常糟糕，我必须改变现状。"我同情地点点头，鼓励她继续说。"我知道这听起来挺可怕，"她说，"大家都不高兴的原因是……我是说，是因为……我开车把她撞了。"

我挑起眉毛，吓了一跳。

"我是说压到了她的脚！"安东尼娅急忙澄清，"我开车不小心压到了她的脚！是失误，失误！"

当时的情形是，安东尼娅回家看父母，结果和母亲吵了起来，于是她决定离开。她正要开出车道的时候，她母亲跑了出来——因为女儿朝她"大喊大叫"。显然，母亲觉得安东尼娅随便就走的行为是不尊重她，于是也朝女儿大声叫嚷。由于母亲太生气了，她愤怒的叫喊引来了邻居的围观。"我从未见过她这么生气，"安东尼娅回忆道，"我的车窗上全是痰，不，我是说唾沫！"

安东尼娅非常尴尬，她朝母亲大叫，让她远离汽车。"我妈妈往旁边站了一些，但看上去像是气疯了。这真的吓到了我。她让我惊慌失措，结果没有意识到车轮还没有调正。"安东尼娅咽了口唾沫说。"我一踩油门，还没来得及刹车，车轮就从她脚面上压了过去。"她的下嘴唇开始颤抖，"我以为我完了。完了！我跳了出来，看到我的母亲抓着她的左脚尖叫。我差点心脏病发作，我意识到，我一定是压到了她的脚。去年她的那只脚才做了姆囊炎手术！我吓得赶紧说：'妈，对不起！我不知道车轮没回正！对不起！'但她连看都不看我一眼，只是痛苦地呻吟。"

安东尼娅想开车送母亲去急诊室，但她母亲拒绝了，并坚持要安东尼娅的姐姐送她去。"我在家里等了他们一晚上，"安东尼娅继续说。"我觉得很内疚，我简直想吐出来，吐出来！后来，我妹妹玛利亚来到我面前，告诉我，我的母亲说，我是故意开车压她的！你相信吗？她怎么能这么认为？！"

安东尼娅的母亲回到家时，她的姐妹们已经分成两大阵营：相信她故意碾母亲脚的人和不相信的人。不幸的是，她母亲的脚过了几个月才愈合。在此期间，家庭里的其他成员也开始选边站队。安东尼娅看望了父母几次，并且和母亲进行了沟通——虽然效果轻微。家里从表面看一切正常，但表面之下，家人说不出口的指责和安东尼娅的内疚却越来越强烈。到了感恩节家庭聚会时，紧张气氛一触即发，结果每个人的假期都被破坏了。在他们的圣诞节也遭到破坏之前，安东尼娅决定征求我的建议。

类似的有关忠诚度的冲突在工作场合、朋友之间、球队等社交群体中很是常见。当我们的过失比较严重，而且尚未解决的时候，内疚的毒性就开始损害健康的沟通，并且在人与人之间制造压力，结果荼毒了整个群体。

如何治疗内疚导致的心理创伤

内疚的作用通常是提醒我们自己可能伤害到了别人，或者我们的行为可能会带来伤害。一旦我们修改行动计划或者弥补我们的过错——以道歉或其他方式——内疚感就会消退。因此，并不需要一感到内疚就进行情绪急救。但是，如果我们的错误比较严重，或者我们已经努力表达歉意或加以弥补，内疚感还是挥之不去，抑或是我们遭受的是强烈的幸存者内疚、分离内疚或不忠诚内疚，就有必要实施情绪急救。让我们开启医药箱，看看可供选择的治疗方案。

一般治疗原则

治疗尚未解决的内疚，最有效的方法是通过修复我们和受害者的关系来消除内疚感的源头。修补破裂的关系、赢得对方真正的宽恕会使我们的愧疚显著减少，并且极有可能在不久后完全消失。疗法 A（有效的道歉）专注于如何通过制定有效的道歉计划修复受损的情感，以消除对方的怨恨，提升双方的关系。疗法 B（自我宽恕）侧重于在条件不允许直接道歉，或者不可能修复关系的时候，以其他方式缓解内疚，减少自责和自罚。在去除毒性方面，疗法 B 不像疗法 A 那么有效，但它可以提供"心理解毒剂"，提供急需的情感救援。疗法 C（回归生活）适用于幸存者内疚、分离内疚和不忠诚内疚(不涉及任何关系的修补)。在本章结束时，我们讨论了应该咨询心理健康专家的时机。

疗法 A：掌握有效道歉的秘诀

从理论上讲，解决有毒的人际关系内疚非常简单——只要你真诚地向受害者道歉即可。假设你很有诚意，而且你的过失并不是很严重，对方一定能原谅你，尤其是在事过境迁的前提下。然而，研究表明，在实践中，这种针对冒犯的简单道歉出差错的次数远超我们的想象——无论事情涉及哪些方面。至于更加复杂的问题，不管从心理上还是沟通的角度来看，当我们的道歉被认为是言不由衷时，就会适得其反，使情况变得更糟，使已经中毒的人际关系雪上加霜。

这种情况常常出现的原因是，道歉的计划不够有效，争取真正的宽恕比我们意识到的复杂得多。事实上，直到最近，研究才证明，这件事比大多数心理学家想象得要复杂。

为什么道歉这项看似简单的任务会难倒那么多人？毕竟，大多数人刚能说话时就学会了说"对不起"。当然，作为成年人，我们应该至少在提供有效的道歉方面更为精通。可惜现实并非如此。虽然我们从小就学会了说"对不起",但从来没有真正学会应该如何说出这句话,或者至少是如何有效地表达歉意。

正是这个问题迷惑了心理学家们很多年。虽然数以百计的研究调查了各种道歉和宽恕的情况,但其中的大部分只是研究了道歉的原因和时机,而不是如何道歉以及成功道歉与失败道歉的区别。幸运的是,人际关系专家和研究人员终于开始研究如何道歉才能有效获得对方的宽恕的问题。

有效道歉的配方

我们大多数人想象中的道歉包括三个基本成分:(1)对发生的事情表示遗憾;(2)明确声明"对不起";(3)请求原谅——所有这一切都必须以真诚的态度传递(例如,"真抱歉,我完全忘了今天晚上我们还有约会!我真的觉得很不好,希望你能原谅我!"而不是:"哎呀!是因为今天晚上的事吗?")虽然这些技巧也许是显而易见的,但值得注意的是,我们却往往会忽略一些东西。当我向病人们指出这样的疏漏时,他们经常表现得似乎我只是在强调一个"过于专业的问题","噢,得了吧!"他们常说,"反正我道歉了,不是吗?难道说了'对不起'这三个字还不够吗!"

我的回应则是,向他们指出,面粉是烤蛋糕的必要成分,如果忘记了放面粉,做出来的东西就不像是蛋糕,至少没有蛋糕的味道。理解这个比喻很重要,因为如果我们希望道歉有效,就必须按照明确的配方来做,除了上面提到的三项以外,还有其他必要的成分。科学家们已经发现了另外三项影响道歉效果的至关重要的因素：肯定对方的感受、要求赎罪、承认我们违背了对方的期望。让我们来看看这些项目，然后分析一下安东尼娅、朱迪和耀西的道歉中缺少哪些因素。

肯定对方的感受

我们一般很难原谅那些伤害我们、激怒我们或者让我们失望的人——除非我们相信他们真的"明白"我们的感受。但是，如果他们的道歉表现出他们对给我们造成的情绪痛苦有一个清醒的认识、如果他们愿意承担全部责任的话，我们的情绪就会大幅缓解，更容易放下怨恨，因为我们觉得自己的感受得到了肯定。

如果正确使用，情感肯定会是一个强大的工具，是通过道歉解除毒素的关键。因此，我们需要换位思考，充分了解我们的行为引起的后果、它们是如何影响对方的，以及对方的感受。肯定对方的感受并不意味着我们希望对方有此感受，这样做仅仅是承认我们知道他们很委屈。

这一成分之所以经常在道歉时被人忽略，是因为当我们伤害别人后，承认对方的沮丧看起来会让我们置身危险境地。告诉愤怒、沮丧或失望中的对方，他们确实应该有此感受，似乎是在火上浇油。因此，我们会本能地避免讨论对方的情绪状态。然而，看似有悖常理的是，当我们以正确的方式肯定了对方的感受时，就会发生非常奇妙的事情，此举不仅不会煽风点火，反而起到了扑灭火焰的作用。

情感肯定是我们都寻求和渴望的目标，渴求的程度远远超过我们的意识。原因之一是，在觉得不安、愤怒、沮丧、失望和受伤的时候，很多人都希望和别人讨论自己的感受，一吐为快，从而缓解内心的压抑。为了获得真正的宽慰，我们需要伤害我们的人"感同身受"，理解我们的体会，并且明白我们为什么会有此感觉。我们需要他们通过共情肯定我们的感受。当我们向朋友们直抒胸臆的时候，我们希望他们会说"真糟糕""天哪"和"这太可怕了！"如果听了我们的伤心故事，朋友唯一的反应就是耸耸肩说"真倒霉"之类的话，我们就会觉得难以置信，非常不满。

如何真诚地肯定对方的感受

真诚的情感肯定包括 5 个步骤。最重要的因素是准确。我们对别人感受的理解表达得越准确，关系毒药解除得就越彻底。

1．让对方完成他或她对事件经过的叙述，以便你掌握全部事实。

2．从对方的角度传达你对所发生的事件的理解（无论你是否同意其观点，即使它并不合理）。

3．告诉对方你对事件结果给他或她造成的影响的理解（站在对方角度）。

4．告诉对方你对他或她感受的理解（站在对方的角度）。

5．围绕对方的情绪状态，表达你的同情和自责。

至于如何做到共情和准确地评估他人的感觉，请参阅本书第二章"换位思考"和"共情"部分。

提供补偿或赎罪

虽然补偿或赎罪不总是必要或可能的，但以某种方式进行补偿或赎罪，即使对方可能拒绝我们的提议，这对于受害方来说也可能是极其有意义的。通过告诉对方我们意识到两者的关系间存在失衡，而我们可以采取行动恢复公平和公正，就能在更深层次上对我们的遗憾和悔恨做出正确的处理（例如，"我很抱歉，我喝醉了，破坏了你的生日聚会。我知道你为了策划投入了很多，也许我能以你的名义举行一个联欢会作为补偿。"）

承认你违反了社会规范或期望

妨碍我们得到真心谅解的一个巨大因素是，被伤害者不知道我们是否吸取了教训。我们已经改过自新还是会再次犯错？因此，我们必须明确承认自己的行为违反了哪些期望、规则或社交规范，还要合理保证未来不会再犯。此外，如果可能的话，我们应该提出明确的计划，以便确保避免重蹈"罪行"（例如，"我已经把你的生日输入我的电子台历，所以每一年我都会得到提醒。"）

用有效的行动道歉

我把这六项要素告诉了朱迪、安东尼娅和耀西，他们很快总结出了自己的道歉有哪些欠缺。例如，安东尼娅的道歉覆盖了三项要素，她对压到母亲的脚表示了深切的遗憾，说了很多遍"对不起"，多次请求原谅，另外，安东尼娅努力弥补她的行为（提出开车送母亲去医院、要求在家里照顾母亲），她甚至对母亲的身体痛苦进行了共情。但她忽略了母亲最需要的一项——她没有承认自己违反了家庭规则：不能扔下父母说走就走（在这件事上是跳上车扬长而去）并且对父母不尊重。直到安东尼娅向母亲保证自己不会再违反家规之前，她母亲都不可能原谅她。

当耀西终于向父母供认他不会去哈佛医学院而且没有读医学预科的事实，他们难过的程度和儿子恐惧的程度是一样的。"我母亲大吃一惊，然后就大哭起来，我父亲只是站在那里强忍着尽量不发作，他什么都没说。我告诉他们我很抱歉，我知道自己给他们带来了多少痛苦、失望和心碎。我父亲还是一言不发。我告诉他们，我知道自己错了，我欺骗他们、不尊重他们，我乞求他们的宽恕，但他没有说出一个字，他连看都不看我一眼。他每一刻的沉默都像匕首一样刺入我的心脏，加重了我的内疚。最终，我没有什么可以说的了。他只是转过身来，用胳膊搂着我的妈妈走了出去。从那以后他们就没和我说过话。"

耀西的道歉非常真诚，是发自内心的，他对父母的感受非常敏感，他多次进行了共情。他也承认自己违反了许多社会和家庭的规范。然而，他忘记告诉父母，他愿意补偿他们付出的巨额学费，而且他希望到更便宜的学校读书——这样做可以让父母觉得他是真心想要弥补自己的行为，而且，也使他们在家人朋友那里保住了面子，他们可以说儿子改变了上医学院的主意，准备为自己的选择全权负责，还会偿还父母给他投资的学费。

显然，即使耀西这么做了，他和父母关系的裂痕也是深刻的，需要时间来弥合，但这样做至少能取得父母的原谅，开启关系修复的道路，减轻耀西的内疚。

背叛了丈夫布莱克的朱迪，虽然明确表示了"对不起"以及悔恨之情（"只有这么一次，发生之后我就后悔了"）。但她一直请布雷克"相信"她，而不是"原谅"她。然而，如果不请求对方的原谅，我们就不会获得它。另外，朱迪的道歉还需要其他改进，例如，虽然她承认自己的行为是错误的（"这是一个愚蠢的错误！"），但她没有明确承认自己违反了婚姻誓言的事实。

当我给她指出这一点时，她坚持认为自己没有什么好承认的，因为布莱克都知道了，再提只会让他生气。但她不承认自己违反婚姻誓言的真正原因是，这样做会暴露她的内疚和心理困扰。虽然她的不情愿是可以理解的，但朱迪没有对她的行为负全部责任。最重要的是，虽然她提出各种赎罪建议（例如，加班时每 30 分钟给布莱克打个电话），但她没有考虑布莱克的感受，她没有表现出自己察觉到了他的情绪状态，结果就是，她无法肯定布莱克的感受。例如，她没有承认布莱克以后将很难信任她，或者即使对布莱克来说并非没有可能，但要他找回最初对婚姻的感觉也相当困难。

治疗摘要：有效道歉

用法用量：全面应用本疗法的原则，体贴对待被你伤害的人。请务必仔细计划你的道歉，选择最好的时机和场合。

疗　　效：减少内疚和自我谴责，并修复受损的关系。

疗法 B：自我原谅

向被我们伤害的人道歉，并接受真心的宽恕，确实可以显著减轻我们的内疚，让我们不再回避问题的存在。然而，有时得到宽恕却是不可能的，要么因为情况不允许（例如联系不到受害者），或者尽了最大努力却没能得到原谅。在这种情况下，愧疚会继续毒害我们的生活质量，我们也会继续自我谴责。

虽然最好是取得被伤害者的原谅，但做不到这一点的时候，缓解我们的痛苦的唯一方式就是原谅自己。自我原谅是一个过程，而不是一个决定（当然，是一个由决定启动的过程）。首先必须认识到，我们的自我谴责已经足够了，过度的内疚只会帮倒忙，所以，我们必须在情感方面做出必要的努力，解决这个问题。

自我宽恕可能在感情上具有挑战性，但结果是绝对值得的。有研究表明，自我宽恕能够减少罪恶感，使我们不再回避被我们伤害的人，这也增加了我们享受生活的能力，减轻了我们自我惩罚和自我毁灭的倾向。典型的例子就是，原谅了自己拖延时间不去学习的人，其后拖延的概率比不原谅自己的人明显降低。

实现自我宽恕的步骤

自我宽恕绝不意味着我们的行为是可以接受的，或者它应该被宽恕或遗忘。相反，自我宽恕应该是一个自觉的过程的结果，其目的是与我们的错误行为努力和解。自我宽恕的危险是，我们可能会太容易原谅自己，或者可能无法改过自新。因此，自我宽恕要求我们首先要对自己的行为承担全部责任，诚实面对自己的错误。我们必须能够明确地承认自己的错误及其对我们伤害的人造成的影响——无论现实还是情感方面。

面对我们的行为及其后果，可能引起情感的不适甚至痛苦，但除非我们能够完成这样的自我检讨，否则就无法真正地自我原谅。如果我们的行为造成了显著的损害（例如，开车时心不在焉，导致严重的人身伤害事故），我们不确定能否真正原谅自己，这时就需要寻求心理卫生专业人士的帮助。

一旦我们对自己的行为及其后果负全部责任，就要准备采取第二个步骤：开始原谅自己。为了与我们的行为和解，我们需要做出某种形式的补偿，并设法尽量减少以后再犯的可能性。

自我宽恕练习，第一部分：问责

要明确你的责任和赎罪的计划，按照下面两部分的要求写出来。第一部分将帮助你准确评估你在事件中的责任，以便根据第二部分找到原谅自己的方式。完成两部分练习视为一个单元。

1. 描述导致其他人感觉受到伤害的你的错误行为或不作为。

2. 查看你的描述，去掉所有修饰语或借口。例如，"她声称她受到了冒犯"应改为"她感觉受到了冒犯"，诸如"他也对我做过同样的事情"或"她是在小题大做"这样的话应该完全删除。

3. 从现实和情感两方面总结对方受到的伤害。例如，如果你不公正地指责了一位同事，导致其被解雇，那么你该考虑的应包括对方的经济困境、找工作需要投入的时间和精力、受到打击的自尊和尴尬、不满等情绪。

4. 察看上面的描述，确保它尽可能现实和准确。不要给自己找太多理由，也不应该过于自责。虽然我们有时候会为自己开脱，但更多情况下，人们都会夸大自己的过失。例如，安东尼娅第一次告诉我她和母亲的冲突时，她没有说"我压到了她的脚"，而是说"我知道这听起来很可怕……我开车撞了她"，结果让我立刻想象出她以极快的车速谋杀母亲的情景。是的，她给母亲带来了严重的痛苦和情绪困扰，而且过了很长时间才痊愈，但她的描述还是夸大了现实。

确保你的描述符合现实的方法之一是，把你自己想象成拍摄全过程的旁观者，只需要客观真实地再现整个事件即可。如果你没有做到这一点，请予以纠正。

5. 现在，你已经对事件本身和你的责任建立了真实准确的描述，下面需要考虑的是可使罪行减轻的情况。你是否故意而为？如果是这样，为什么？如果不是，你的本意是什么？例如，安东尼娅从未打算弄伤母亲的脚，耀西的本意不是等上三年才告诉父母真相，他只是想在毕业之前避免正面冲突。如果你的目的就是伤害，请一定要解释为什么要这样做，而且，你需要按照第二部分的要求来处理自己的性格缺陷。如果你的意图是良性的，那么出了什么问题？

6. 有哪些因素是情有可原的？如果有的话，它们是如何导致了你的行为及其后果？例如，在工作压力大或者因为子女的事情心烦的时候，朱迪会和同事一起出去喝酒。因为喝多了，所以她更有可能做出出格的事情。这些考量并不是给你的行为找借口，而是要了解事情发生的背景，以便你最终找到方法原谅自己。

自我宽恕练习，第二部分：赎罪

现在，你对自己的行为及其后果和起因已经有了客观的认识，可以专注于自我宽恕了。如果你无法弥补受害者，清除过多的内疚的最好办法就是"拉平比分"。首先，要确保不再重犯，然后是赎罪。研究发现，赎罪和补偿都是清除过多自责的有效机制——只要你觉得自己现在采取的方式是公正的，便足以"恢复平衡"。

7. 你需要在思维、习惯、行为或者生活方式上做出怎样的改变，才能最大限度地减少重犯的可能性？例如，因为多次没有参加孩子的篮球赛或音乐会，怕孩子失望而觉得内疚的父母，可能决定重新评估他或她的工作重点，并进行修改，以便更加充分地参与孩子的生活（如，换工作，换职位或者重新安排工作日程）。

8. 将未来重犯的概率最小化之后，我们就需要赎罪，为自己的行为做出有意义的补偿，以清除我们剩余的愧疚。方法之一是与自己达成协议，确定能够促进自我宽恕的重要任务、贡献或承诺。例如，我曾帮助过的一个15岁的女孩，因多次偷父母的钱感到愧疚，她发现父母的经济情况紧张，决定进行补偿。她相信，只是承认自己的盗窃行为，会破坏她在父母心目中"好姑娘"的形象，并在本已艰难的时刻导致他们显著的情绪困扰。因为父母从未意识到是女儿偷了钱，所以她的解决办法是增加自己打零工的时间，并且偷偷把挣来的钱放回母亲的钱包。请注意，大部分青少年从父母那里偷钱时，是不会有罪恶感的，更不用说靠打工偿还赃款了。

再举一个例子，我曾帮助过的另外一个年轻人，他深夜开车经过一位"坏邻居"家门口，结果急转弯时划伤了邻居的两辆车，他慌忙逃离现场，没有留下纸条说明情况。他感到非常内疚，尤其是当他意识到那两辆车的车主可能无法负担修理费用的时候。最后他决定用在当地一个社区中心为车主募捐（他估计金额会比实际的修理费用多很多）的方式将功补过。

那么，完成什么样的补偿或赔偿之后，足以让你宽恕自己呢？

9. 举行一个简短的仪式，纪念你的赎罪任务的完成。例如，那个偷钱的十几岁女孩，把最后一张 10 元钞票放回母亲的钱包之后，她的计划是，偷偷为父母准备一顿丰盛的晚餐，以纪念她的内疚感得以驱除的第一个夜晚。完成补偿之后，你也可以把曾经伤害过的人的照片从相册中删除，正式结束你的内疚。或者，如果你决定向慈善机构捐赠时间或金钱，一旦任务完成，不妨以自己的方式做个记号，证明你的忏悔已经结束。

治疗摘要：原谅自己

用法用量：无论出于何种原因，如果你完全无法使用疗法 A，或者使用不成功，无法获得真心的原谅，请采用本疗法。

疗   效：减少内疚和自我谴责。

疗法 C：重新投入生活

治疗幸存者内疚、分离内疚或不忠内疚极具挑战性，因为我们没有必须承担的责任或赎罪的途径。具有讽刺意味的是，与我们真的做错了什么相比，没有错的时候引发的内疚却更需要我们自我原谅：虽然我们不能撤销别人的痛苦和损失，但我们可以采取措施来结束自己的痛苦。

当我们并没有做错什么，驱除内疚的最佳方法是提醒自己为什么要这样做。通过下面的三个练习，我的病人就发泄了自己的感情，放下了多年来的幸存者内疚、分离内疚和不忠内疚。结合这三种练习，他们获得了重新投入生活的强大理性，通过各种方式实现了驱除内疚的目标。

处理幸存者内疚的练习

以下的书面练习，适用于遭受幸存者内疚的人寻找方法管理和克服自己的内疚。请根据你的情况，以书面方式简短描述一下有助于驱除这种内疚的想法。

1. 莫里斯72岁时，结婚51年的妻子心脏病去世。"我意识到，哀悼这么久，对我是不公平的。她希望我享受生活。"

2. 西尔维亚，乳腺癌幸存者，她最好的朋友死于该病。"如果我不好好生活，那么，世界上就又多了一名癌症受害者，我认为，这样是不对的。"

3. 乔伊是三个孩子的父亲，因车祸失去了妻子——当时妻子是替他去办事情。"我像行尸走肉一样过了好几个月，但我意识到我必须摆脱这种状态，否则，我的孩子会觉得他们失去了双亲。"

4. 耶利米是他高中橄榄球队里唯一获得顶尖大学全额奖学金的成员，他内疚了好几个月，然后就去找牧师谈心。"他让我意识到，如果否认上天赐给我的礼物和机会，就是忘恩负义。感恩的最好方式就是充分利用它们。"

5. 珊德拉是部门裁员的唯一幸存者，她说："我决定要出类拔萃、不断进步，晋升到有权确保优秀员工不被解雇的位置。"

处理分离内疚的练习

　　以下的书面练习，适用于遭受分离内疚的人寻找方法管理和克服自己的内疚。请根据你的情况，以书面方式简短描述一下有助于驱除这种内疚的想法。

1. 比利是一个严重残疾的孩子的父亲。"看护孩子令人情绪紧张、筋疲力尽。我想通了，我要抓紧时间做一些给自己带来满足感和快乐的事情，这样才能更好地付出。"

2. 旺达负责照料年迈的父母。"我总是记着飞机乘坐须知：在紧急情况下，首先戴好你自己的氧气面罩，然后帮别人戴上，如果你不好好照顾自己，就不能照顾别人。"

3. 玛莎的丈夫严重抑郁，每当她出去见朋友，他都会哭。"我在家待了几个月，直到我意识到，应该走出去享受生活，这并非铁石心肠，而是为家人树立乐观的榜样。"

4. 卡姆和贝弗感到内疚，因为他们把双胞胎幼儿交给保姆看管。"我们第一次不在孩子身边时，他们哭得死去活来。但是，我们意识到，越是娇宠他们，他们会越缺乏适应性和独立性。即使有时不忍心，我们也要出门约会，这对我们和孩子都有好处。"

处理不忠内疚的练习

以下的书面练习，适用于遭受不忠内疚的人寻找方法管理和克服自己的内疚。请根据你的情况，以书面方式简短描述一下有助于驱除这种内疚的想法。

1. 会计师李维是个正统的犹太教徒，他和一个非犹太教的女性相爱结婚。全家人都觉得他是个叛徒，他的父亲尤其愤怒。"他的心情是可以理解的。但是，如果我让他决定我应该怎么过我的生活，那他就要同时支配两个人的人生，而我连自己的都支配不了，那也是不公平的。"

2. 胡安的父亲信奉天主教，他拒绝接受胡安的同性恋取向。"当我爸爸被解雇的时候，虽然那时我还小，但我支持了他——要做到这点并不容易。所以，我认为自己现在应该得到他同样的支持。因此，我不会道歉，而且开始要求他尊重我诚实地选择自己要过的生活。"

3. 卢卡斯及其兄弟姐妹都是在家里受的教育，当他的女儿进入一所私立学校一年级时，他的母亲（家庭教育的倡导者）表示反对。"无论我怎么解释，都无法改变她的看法。但我意识到，我不会因为害怕可能伤害别人的感情，就牺牲孩子的利益，不去做自己认为对的事情。"

治疗摘要：重新投入生活

用法用量：当内疚妨碍你的生活时，全面使用这种治疗方法，如有必要，重复使用。

疗　　效：减少内疚和自我谴责。

何时咨询心理卫生专业人士

如果使用了本章提到的疗法之后，你仍然觉得内疚铺天盖地，如果你无法运用这些疗法（无论出于何种原因），或者如果你的内疚还是在损害你的生活质量和人际关系，请咨询心理卫生专家，评估是否有可能是其他的心理因素在作怪，如抑郁、焦虑或创伤后应激障碍等。

如果你发现疗法 B 中的练习太难完成，或者如果你担心以自己的能力无法准确评估你的责任，不妨与训练有素的心理健康专家讨论你的经历和感受。如果你的内疚感非常严重，以至于产生了伤害自己或他人的想法，请立即咨询心理健康专家或前往最近的急诊室。

第五章

||||||||||||||

反刍

重新揭开结痂的情绪伤疤

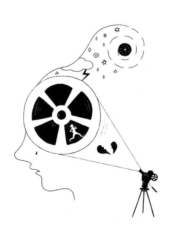

当遭遇痛苦的经历时，我们通常会对这些经历进行反思，从中寻求各种见解和领悟，以减少沮丧的窘迫感，从而继续前进。然而，对于许多人来说，在自我反思的过程中，往往会出现差错，他们不仅没有获得情感的释放，反而陷入反刍的恶性循环中。在此循环中，痛苦的场景、记忆和感觉一遍一遍重放，每一次都令我们的感觉更糟。我们变得像困在轮子上的仓鼠，无休止地踩动轮子，却无处可去。这种反刍心理之所以有害，是因为它没有提供新的认识，无法治愈我们的伤痛，反而只会揭开结痂的伤口，带来新的感染。

不幸的是，我们更倾向于反刍痛苦的感受和体验而非快乐的经历。很少有人会好几个晚上不睡觉，快乐地回顾前几天在晚宴上自己是怎么把每一个人逗得开怀大笑的。我们也不觉得有必要回想老板称赞我们的业绩时的每一个细节。然而，如果在晚宴上遭到了大家的嘲笑，如果老板批评了我们的表现，并在同事面前朝我们大喊大叫，我们就可能一连好几个星期都想着这些事情。

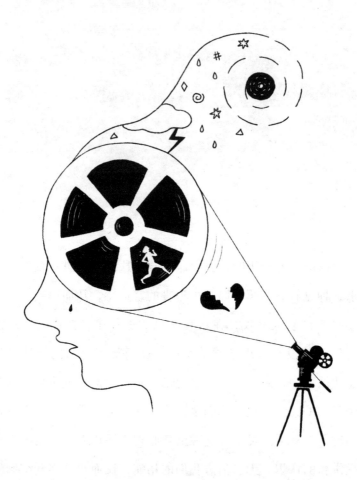

　　对于许多人来说，在自我反思的过程中，往往会出现差错，他们不仅没有获得情感的释放，反而陷入反刍的恶性循环中。在此循环中，痛苦的场景、记忆和感觉一遍一遍重放，每一次都令我们的感觉更糟。我们变得像困在轮子上的仓鼠，无休止地踩动轮子，却无处可去。

　　反刍的危险不仅在于它会加深各种情绪困扰，而且，它还会对我们的身心健康造成广泛的威胁。具体来说，反刍增加了我们变得沮丧的可能性，并延长抑郁发作的持续时间；它提高了酗酒和饮食失调的风险，会让我们产生负面思想，阻碍问题的解决，增加我们的心理和生理应激反应，提升产生心血管疾病的风险。

　　几十年来，尽管知道这些危险，许多心理咨询师在治疗病人的精神反刍时都遇到了困难，因为他们的疗法是基于一条假定的理论，即消除情绪苦恼的最好办法是把心里的郁闷说出来。然而，当我们一遍又一遍地谈论自己的痛苦时，即使倾听对象是心理治疗师，也会让自己的心情变得更糟。

　　需要明确的是，并非所有分析痛苦情感的尝试都是弊大于利，也有许多形式的自我反思非常有用，适用范围也很广泛。但现在的问题是，为什么有的自我反思会导致不良后果？此外，那些有反刍倾向的人，能否找到合适的方法更高效地思考自己的感受和问题，同时不会揭开情感的结痂，妨碍伤口的痊愈？

　　这些问题已经占据了新一代研究人员的头脑。幸运的是，他们对反刍现象已经取得了令人着迷的研究结论，总结出了大有前途的新疗法。我们终于能够揭开反思机制的面纱，区分不良反刍和有帮助的自省，搞清楚如何改变我们的反思倾向，减少破坏性，使之更有益于心理的健康。为了利用这些新的发现，我们首先需要更好地了解反刍造成的心理创伤。

反刍造成的心理创伤

反复回想给我们造成情绪伤害的问题和感受，会导致四种主要的心理创伤：加剧我们的痛苦，使其持续时间大幅增加；加剧和延长我们的愤怒；占用大量的情感和智力资源，抑制各种动机和积极性，妨碍我们集中精力进行创造性的思考；我们需要连续几周、几个月甚至几年反复讨论同一事件或感受，以至于无法履行社会责任，将我们的人际关系置于危险之中。下面让我们来详细了解这些伤口。

1. 加剧我们的痛苦：为什么反刍和悲伤是永远的好朋友

反刍如此难以治疗的原因之一是，它具有自我强化的性质。对有关问题的反刍，往往使我们更加不高兴、更难过，而越是难过，就越想反刍。这个不断反复的过程提供了容易引起临床抑郁症的首要原因：过于关注痛苦的情绪和经验会损害我们的情绪、扭曲我们的看法，让我们以更消极的眼光看待生活，从而感到无助和绝望。此外，一旦我们产生了反刍倾向，就很容易在思考的时候开启一个反刍周期——即使那一刻并没有什么令人痛心的因素。

一个简单的实验充分地证明了这一点。在普通的一天，科学家请一群普通人反思自己的感受 8 分钟。很多人可以做到这一点，而不会对自己的心情造成任何影响。但是，那些有点难过的人和具有反刍倾向的人，在 8 分钟之后，会报告说他们明显觉得更难过了。而整个实验过程中，被试者的情绪并没有受到任何的外界干预，只是要求他们思考自己的感受。

　　我的病人琳达是个企业律师，她的故事很好地证明了持续的反刍会导致怎样的结果。琳达以第一名的成绩毕业于一所优秀的法学院，她很快就被纽约最好的律师事务所录用。几年后，事务所的一位高级合伙人要求她调到他的部门，并加入他的团队。这是琳达职业生涯迄今为止最激动人心的时刻，但也是她倒霉的开始。她的新老板竟然是她的梦魇：此人吹毛求疵，冷漠傲慢，在工作方面对她的要求非常苛刻。他还喜欢大喊大叫，而这些缺点之前都没有在琳达面前表现出来。

　　一年过去了，琳达完全处于沮丧之中。她考虑转移回她的老部门，但她的新老板总是以提升她为合伙人的条件诱惑她留下，并且暗示，如果她工作更努力，不用几年他就会提名她为合伙人。他给琳达的业绩评分确实不低，但同时，他也会不停地打击她，藐视她的贡献，公开贬低她的努力，在会议上对她大呼小叫，令她尴尬不已。琳达经常躲在浴室里哭泣。在丈夫的鼓励下，她决定当面问老板，什么时候将她提升为合伙人。他承诺说，如果她继续表现出色，次年年底就会提名。琳达请他写下书面保证，令她高兴的是，他同意了。

　　于是，琳达加倍努力。当老板终于邀请她到他的办公室，讨论她的未来时，她几乎无法控制自己的激动心情。然而，他不仅没有提升她，反而递给她一份可怕的年度审核表，并严厉批评了她的"懈怠"（尽管她已经比以往任何时候都更努力）。他还告诉她，她没有机会成为合伙人了。琳达极为震惊，她的梦想破灭了。不久她就调入另一家公司，薪水也降了很多。

　　开始新的工作一年后，琳达来找我，因为虽然她很喜欢她的新老板，但她简直无法停止反刍过往的痛苦经历。"我终日心情低落，"她解释说。"我一直回想我在会议上发言时他翻白眼的样子，他批评我的工作时那种厌恶的表情，他当着同事的面朝我大发雷霆的情景。"情绪上的痛苦已经在琳达的脸上留下了刻痕。琳达曾经寻求过心理治疗，但她的反刍和悲伤并没有减少。

许多传统的治疗方法，都会从各个角度详细了解患者的经历，但该过程确实会增加患者的反刍倾向。其他方法，如认知疗法，就不涉及沉重的反思，而是教人识别消极的想法，以便能够否认它们。然而，这种方法也可能会有问题，也会引起反刍，因为，为了驳斥消极的想法，必须不断地回想它们。

在最近的研究中，研究人员把可能出现抑郁的大学生们分成几组，有的进行认知疗法，有的接受传统疗法。治疗计划结束后，立刻评估被试者的抑郁水平，4个月后再次评估。结果，完成认知疗法后，具有高度反刍倾向的被试者比接受传统疗法的人还要抑郁。因此，请反刍倾向的人找出自己的消极想法和感受，即使是出于反驳它们的目的，也会令他们更加痛苦。他们的伤感之情甚至持续到4个月后，这证明了反刍冲动一旦扎根，清除起来相当困难。

2. 愤怒的膨胀：反刍是如何煽风点火的

反刍冲动经常引发的另一种强大的情绪是愤怒。反刍会频繁地在我们的头脑中燃起愤怒之火，不停玩味、自我强化的循环更会引发悲伤，我们越是回味和与人讨论愤怒的感觉，越会觉得愤怒。

几年前，我帮助过一个叫卡尔顿的年轻人，他饱受反刍的折磨。卡尔顿的父亲出身普通家庭，但在股市发财后，他决定满足儿子的所有物质需求。例如，大学毕业后，卡尔顿表示有兴趣搬到纽约居住。他的父亲立即在纽约为他购买了新的复式公寓，每月给他大量生活费，因为多年来他一直这样告诉卡尔顿："我要把最好的东西给我的儿子！"

卡尔顿在父亲的帮助下尝试过好几个待遇丰厚的职业，然而，因为他既没有经验，也缺乏能力，通常干不到一年，上司就会委婉地建议他"试试其他的东西"或者"继续前进"，潜台词是，他并不能胜任目前的工作。他经常突然接到这样的建议。

"我一直以为这些公司永远不会给我一个工作，我是不合格的，他们只是帮我爸爸一个忙，"我们第一次见面时，卡尔顿说，"既然他们觉得我不会在那里待多久，也就从来没有说我哪里做得不好，或者需要怎样改进，他们只是让我离开。你根本体会不到那有多丢人！"想起这些，卡尔顿吸了吸鼻子，"我没有问我爸要公寓，也没有要生活费，也从来没有要求他帮我找工作，每当我提到自己对什么东西感兴趣时，然后就会接到一个提供这方面工作机会的电话。没有人告诉我，这些职位我不能胜任。我的好老爸其实是在给我提供失败的经历，而不是'我要把最好的东西给我的儿子！'"卡尔顿苦涩地模仿着父亲的语气。

卡尔顿25岁时遇到了市场营销专家索拉娜，一年后他们结婚了。2008年秋天，他们举行婚礼几个月后，全球经济进入衰退，卡尔顿的父亲遭受重创，他被迫出售了卡尔顿和索拉娜住的公寓，并中断了给他的生活费。当时，卡尔顿正在找工作，他和索拉娜不得不依靠索拉娜的工资和卡尔顿在银行的小笔存款生活。

"我开始像疯了似的找工作，"卡尔顿说。"我 6 个月里申请了数百个职位，但都被拒绝了。这并不奇怪，我的简历上全是些失败经历。我爸爸只想做英雄，他没有想过这样做会让我经济无法独立，还会搞砸我的职业生涯，他也不担心这样会让我寸步难行！"卡尔顿气得满脸通红，"我 27 岁，没有能力，没有经验，没有前途！他毁了我的生活！我总是在生气，还殃及可怜的索拉娜，她让我别再怪罪于我父亲，但每次我的求职申请被拒绝，我就仿佛听到他的声音'我要把最好的东西给我的儿子'，这让我发疯！如果再这样下去，索拉娜会离开我的，她甚至亲口说过。那样我就真的什么都没有了！"

陷在愤怒的反刍循环之中，可以让我们被怒火和不满包围，让我们感到无比烦躁和空虚。愤怒的情绪会激活我们的应激反应和心血管系统，从长远来看，持续的愤怒反刍会增加我们患心血管疾病的风险。

愤怒反刍更为阴险的后果是，它所造成的烦躁，可以使我们对最温和的挑衅反应过度。因此，我们往往会把气撒在朋友和家人身上，卡住他们的脖子，以夸张的方式对日常的微小刺激做出反应。

为了证明我们的愤怒是多么容易波及无辜，一项研究中，先让人们体验一段不愉快的经历，然后诱导其中一些人反刍刚才的事件。结果，反刍过的被试者更容易表现出攻击行为——即使攻击对象完全无辜，愤怒的反刍者甚至会妨害获得对其人生具有重要意义的工作机会。

当我们陷入反刍的抑郁循环，虽然我们的伴侣和家庭成员与此无关，但他们的生活质量（也包括我们的）往往受到更大的打击，成了我们愤怒和烦躁的人质。

3. 认知损伤：反刍是如何一点一点地消磨我们的智力资源的

反刍会大量消耗我们的精神能量，进而削弱我们的注意力、精力、解决问题的能力、积极性和主动性。而且，反刍过程中我们做出的错误决策常会严重损害我们的身心健康。例如，与没有反刍倾向的女性相比，反刍倾向较强的女性在发现乳房肿块后，会晚两个月再去看医生——这是一种威胁到生命的差异。还有研究发现，有反刍倾向的癌症和冠心病患者更不愿意配合治疗。

反刍使我们在负面情绪中饱受煎熬，直到我们的活力消耗殆尽，从而以更加消极破碎的眼光看待我们的整个生活、历史和未来。我们的消极展望会进一步妨碍问题的解决。我们也许能够认识到，某些增强情绪的活动是有益处的，但却不愿意参与其中。

这会导致我们用酒精或其他物质麻痹自己的神经。很多我曾接触过的反刍倾向者声称，饮酒能够减轻他们的烦躁，让生活更易于管理。虽然饮酒可能降低我们的烦躁程度，使我们比较认同别人，但问题在于，这样会不会引起酗酒问题。当我们借助酒精来管理自己的心情，我们的精力迟早会被酒精消耗，醉醺醺的我们更加难以控制冲动，更有可能以攻击性和破坏性的方式来表达愤怒。

出于管理情绪困扰、阻止愤怒反刍的目的，我们往往走上酒精滥用或依赖之路，或者转向暴饮暴食，然而，无论选择食物还是酒精等物质方式来处理这样的感觉，引起它们的反刍依旧没有停止，只会增加心理伤害的风险。

4. 加剧紧张关系：我们所爱的人要为我们的反刍付出代价

反刍往往具有很大的消耗性，以至于影响到我们与朋友和家人的关系，在其中造成紧张。另外，我们通常无法均匀分配自己的感情，所以常选择与那些最能提供支持和同情的人分享感受，也因此加给他们难以担负的重担。虽然他们极为关心我们，但一遍又一遍重复同样的讨论，最终仍会消磨掉他们的耐心和同情，使他们对我们感到不满和愤怒。当我向病人指出这些风险时，他们勉强认可为什么有的倾听者可能会失去耐心，但却不认可为什么他们可能会不满或生气。

要理解这种情况发生的原因，我们必须考虑到，向亲近的人提供情感支持和帮助是友谊和恋爱关系最有意义的方面之一。帮助我们关心的人，会提升我们的自我评价、巩固人际关系、增加双方的信任和忠诚，让我们觉得生活在世界上有价值、有意义。

然后，请考虑一下，如果我们已经和周围的人多次讨论过自己的感觉，而他们每一次都要从头开始帮助我们，势必会使他们失去耐心。而且，如果我们希望他们重复帮助我们，得到的至多是持续不了多久的临时救援，而支持我们的朋友和家人虽然不会觉得受到了侮辱，但也会产生隐约的愤怒和怨恨。

此外，在同情他人遭遇的不公方面，每个人都有自己的限度。如果期限已过，虽然在对方的要求下，出于责任感或愧疚，我们仍然会再次提供支持，但因为不得不这样做，心中很可能感到有些不满和愤怒。

我曾经帮助过的一个小伙子，他的未婚妻在距离婚礼还有几周的时候离开了他。接下来的一年多时间里，他不停地和好哥们抱怨这件事，很少谈到其他话题。据我所知，在这件事上，朋友们都对他失去了耐心，于是，他们开始改变聚会的性质——不再是以谈心为主的高尔夫、晚餐或泡吧，而是休闲为主的电影、篮球和足球等。遗憾的是，这个年轻人没有理解朋友们的暗示，也没有理会我的警告，结果，当他在一场篮球比赛中又开始抱怨时，一个朋友生气地停止了比赛，并且喊道："得了吧，伙计！你就不能像个男人一样吗！"接着便把篮球扔到我的病人脸上，砸破了他的鼻子。

显然，这位朋友的怨恨已经持续了好几个月，并且达到了沸点。但之前他并没有抱怨过自己忍耐到了极限。实际上，他的朋友都没有这样说过。而那位冲动的朋友也得到了惩罚：接下来的5个小时里，他一直坐在急诊室里听我的病人抱怨未婚妻甩掉他的事情，同时还要防止血从他鼻子上面的纱布里喷出来。

当然，很少有朋友会在听烦了我们的唠叨时拿东西砸我们，但是这并不意味着他们不喜欢这样做。激烈的反刍往往会让我们只专注于自己的情感需求，而不再关心其他人际关系，周围的人经常因此而遭受损失。

如何治疗反刍造成的心理创伤

发生令人苦恼的事件之后，人们会很自然地在脑海中反复思量相关问题，因此，这种情况通常不需要治疗。然而，当时间已经过去，如果我们对此事的思考频率和情感强度却有增无减，我们就应该努力打破反刍的循环，申请情绪急救。让我们打开心理药箱，看看有哪些治疗方案。

一般治疗原则

为了破坏反刍自我强化的性质，让我们的伤口愈合，一旦反刍的循环被触发，我们必须加以中断。我们应该通过减少添加情感燃料的方式降低反刍的冲动，我们还必须努力监督我们的人际关系，减轻可能加给亲朋好友的精神负担。

以下疗法是按照施用的顺序排列的。疗法 A（改变视角）专注于降低迫使我们反刍的冲动强度，疗法 B（分散注意力）专注于降低反刍的频率（在反刍的冲动不那么强烈时比较容易做到），疗法 C（愤怒重构）的目标是解决反刍可能触发的愤怒和攻击性冲动，疗法 D（管理友谊）用于监控能够提供情感支持的人际关系。

疗法 A：改变视角

为了研究人们对痛苦感觉和体验的自我反思过程，科学家们试图找出有益的反省与消极的反刍之间的区别，结果发现，其中的一个关键因素会引起我们对痛苦经历的明显不同的反应，这就是我们看待问题的角度。

分析痛苦的经历时，我们自然倾向于从自我沉浸的视角出发，透过自己的眼睛看问题（也称为第一人称视角）。以这样的方式分析我们的感情，会让事件以叙述的形式在记忆中展开（即重播事情发生的经过），并使情绪强度达到与事件发生时相似的水平。

然而，当研究人员要求人们从自我疏远的角度（即第三人称视角）看待他们的痛苦经历时，他们发现了一些相当显著的区别。以旁观者视角分析事件时，人们往往会重建他们对自身体验的理解，以能够提供新的观点的方式重新解读事件，当要求他们采用自我疏远视角的同时反思事件为什么发生而不是如何发生时，他们得出的结论更是有很大的不同。

在众多的研究中，被要求以这种方式分析其痛苦经历的受试者，其情感痛苦往往明显少于那些采用第一人称视角分析问题的人。此外，前者的血压敏感性也较低（升高幅度小，恢复正常的速度更快），这表明，使用自我疏远的视角会降低我们的应激反应，并降低心血管系统的活跃度。好消息并没有就此结束。后续一周的研究表明，使用自我疏远视角的人想起痛苦经历的次数明显较少，当他们回想起来时，其痛苦程度也不如那些使用自我沉浸视角者。针对抑郁和愤怒反刍的情况所做的研究也得出了同样的结论。

当我第一次读到这些研究成果时，我马上就想到了琳达，那位不停回想受到前老板虐待的律师。

琳达对老板表情的描述（例如，"我一直在想，我在会上发言时，他翻白眼的样子"）清楚地表明，她采用的不是自我疏远视角，而是自我沉浸视角。我想知道视角的改变会不会影响她的反刍。于是，我建议她采用自我疏远的视角，尽量审慎地回想这件事，直到我们两周后见面为止。

下一次来参加辅导时，琳达脸上挂着灿烂的微笑。"这个方法有效！"她还没坐下就马上宣布。琳达说，上次辅导结束后的一周里，每当想起前老板，她就采用自我疏远的角度，然后她补充说："不久之后就出现了变化，我过了几天才意识到——我想到他的次数明显比平时少了。"更妙的是，当琳达想起前老板的时候，她觉得不像以前那么难过了，甚至更容易把负面想法放到一边。她还发现，当思绪挥之不去时，分散注意力（疗法 B）的方法使用起来更加有效。这两种疗法结合起来——视角变化和注意力分散的组合——在短时间内显著减少了她的反刍次数。

改变视角的练习

切换反思的视角，从心理上拉大与自我的距离，需要实践。当你有足够的时间和空间时，才能针对各种毫无意义的反刍进行这个练习，而且不能被打断。

请选一个舒服的姿势，坐着或躺着均可，闭上眼睛，回忆当时的情景，请把镜头拉远，以便看到你自己身处那个场景之中，或者想象两个屏幕（如果当时你在打电话），一个上面有你自己，另一个上面是其他人。当你看到自己的时候，再次拉远距离，以便看到更多的背景，让舞台在你面前不断展开，假装你是个陌生人，正路过事件发生的现场。

请确保每次思考这件事情的时候，都使用同样的视角。

治疗摘要：改变视角

用法用量：在练习该疗法时，请不要中断，然后在每次反刍的时候都应用这种视角，一旦反刍引发的强烈情感平息下去，就重点使用疗法 B，在反刍的想法出现时尽快将其切断。

疗 效：减少导致抑郁和愤怒的反刍，恢复受损的智力和精神功能。

次要疗效：减少生理应激反应。

疗法 B：快看，小鸟！分散注意力，缓解情绪痛苦

就算反刍冲动较弱，一旦出现一系列的反刍思维活动，想要切断它们仍然很难。尽管深知其危害，面对反刍冲动，人们一再迁就纵容的原因是，我们经常是在情绪已经受到扰乱的时候出现反刍冲动。试图简单地压制反刍不仅难以做到，而且是不明智的。几十年来对思维压制的研究表明，没有什么比拼命不去想某件事更能迫使我们想它了。

现代的经典实验中，会观察受试者能否在五分钟内不去想"一头白熊"，如果他们不小心想到了，就得按响电铃（之所以选择白熊，是因为受试者一般不太可能经常想到这种目标——也许还因为实验是在德克萨斯州进行的）。通常在几秒钟之后，一般受试者

就会按动电铃，此后，铃声此起彼伏。更有趣的发现是，5分钟过后，当"允许"受试者想什么都可以的时候，会出现反弹效应——他们会多次想起白熊，甚至次数更频繁。此后的许多实验也证明，努力抑制不必要的想法很可能会引起类似的反弹效应，使得我们不由自主地重复想起原本尽力避免想到的东西。

虽然压制没有用处，但分散注意力的方法已被证明是一个更为有效的武器。大量研究表明，通过从事那些我们感兴趣或者需要集中精力完成的任务来分散注意力，可以扰乱反刍思维。这些任务例如中高强度的有氧运动、社交、拼图、电脑游戏等等。而且，分散注意力还能恢复思维的质量和提高解决问题的能力，因为一旦停止反刍，我们有效而迅速地运用智力技巧的能力就会恢复。

虽然社交或看电影可以把我们的注意力从反刍中转移出来，但是，总是进行这类活动也是不现实的。短暂的、劳动强度较低的活动也能有效地切断反刍思维。例如，花几分钟进行一次简短的脑力锻炼，如玩手机上的数独游戏、回想当地超市的布局（例如，二号过道是清洁用品和洗漱用品、五号过道是饮料和酒类）等，不仅能够打断反刍，还能改善情绪。

根据各自的实际情况，找出分散注意力效果最好的活动（比如，待在家里、工作、学习或坐地铁）并弄清反刍的本质，可能需要反复试验，以便准确评估各种活动或思维训练对反刍的干扰效果。如有可能，我们应该提前测试，找出最能分散注意力的活动，从而选择最有效的方式，阻断有害的反刍思维。

识别潜在的注意力分散因素的练习

以书面方式完成下面的练习，找出能够引起或阻止反刍的因素。

列出你最有可能出现反刍思维的地点和情况。

针对每个地点和情况，尽可能多地列出暂时（例如，数独游戏或回忆超市布局）和持续时间较长的分散注意力的活动（如有氧运动或看电影）。

完成以上清单之后，你可以随身携带，在需要的时候依据其内容采取对策，即使你觉得自己能够回忆起应对反刍思维的措施，也最好带在身边，因为当我们处于激烈的反刍过程中的时候，头脑可能并不那么清楚。

治疗摘要：分散注意力

用法用量：创建一张对你有效的分散注意力因素的清单，当你发现自己陷入反刍周期时，立刻使用本疗法。

疗　　效：最大限度地减少抑郁和/或愤怒反刍的影响，并恢复受损的智力和精神功能。

疗法 C：愤怒重构

在电影《老大靠边闪》中，心理医生（由比利·克里斯托饰）鼓励有怒气问题的病人用"打枕头"来发泄愤怒。而身为黑帮老大的病人（罗伯特·德尼罗饰）拔出枪来朝枕头射击。惊魂甫定，心理学家问他："感觉好点了吗？"病人想了想，然后回答说："是的！"

通过宣泄排解愤怒，能够减少怒气和改善心理状态的概念，普遍为精神卫生专业人员所接受。几十年前，诸如比利·克里斯托饰演的心理医师那样的治疗师们就开始提倡我们通过良性发泄（如攻击沙发靠垫）来减轻愤怒。

事实上，"宣泄法"已经催生了面向儿童和成人的众多形式的"治疗"玩具。例如，专为儿童准备的栩栩如生的人偶和与之配套的塑料拍子，孩子们可以用它们"富有成效地"表达愤怒——拿起拍子打人偶的脸和头。我曾经见过心理治疗师把一个彪形大汉的人偶交给一个 7 岁的孩子，孩子毫不留情地对着人偶打来打去，治疗师则站在一旁问他："是的，你非常生爸爸的气，对吗？"但我觉得，这并不是恢复家庭宁静的好方法。

愤怒宣泄法的有效性已被广泛研究，事实上，结论相当一致——攻击发泄人偶不仅是错误的，而且是有害的！在最近的一项研究中，将愤怒的受试者分成三组：第一组在想起惹自己生气的人时击打沙袋，第二组在想起中性话题时击打沙袋，第三组则什么都不做。第一组受试者在击打沙袋后，会觉得更加愤怒，表现得更有攻击性，更想报复（这对上面那个孩子的爸爸来说可不是好消息）。而第三组受试者的愤怒程度最低，表现得最没有攻击性。

通过攻击良性对象来宣泄怒火，只会加强我们的攻击冲动。当孩子们出现攻击冲动而去击打人偶或枕头时，父母们应该注意这方面的问题。

那么，我们应该如何管理愤怒呢？

最有效的情绪（如愤怒）调节策略之一，就是情绪重组——在脑海中改变情绪的含义，更加积极地解释各种事件，从而改变我们对现状的感觉。例如，有史以来获奖最多的游泳选手迈克尔·菲尔普斯，就经常在重大比赛之前公开受到对手的嘲弄，在几次采访中，菲尔普斯提到过他是如何处理这种情况引起的愤怒的。在教练对他低声说"是的，你很生德国游泳选手的气，对吗？"时，他并没有去砸泳道分隔线，而是把对手的嘲弄看成促使自己更加刻苦训练、更专注于实际比赛的动力。

尽管情绪重组非常有效，但许多人不太善于使用这种技巧，因为将扰乱性事件诠释为良性的并不总是那么容易。例如，卡尔顿的父亲破产了，无法给他经济支持，而父亲之前一直插手儿子的职业选择，所以卡尔顿很生他的气，不断反刍加剧了卡尔顿的愤怒，以至于连轻微的挫折都难以容忍，结果，他的妻子索拉娜只好独自承担他的烦躁不安和攻击性的冲击。卡尔顿需要找到不太能激怒自己的方式来思考现状，然而，即使我向他阐释了这样做的必要性，他还是难以做到，所以，我试图把正确的方向指点给他。

"卡尔顿，你拥有著名大学的本科学位，过去的 5 年中，你曾在自己感兴趣的每一个领域工作过，虽然在每个职位上待的时间都不长，但是，你已经体验过每一种工作，这些经验肯定会帮助你做出最准确的职业选择。"

"当然。但有什么意义呢？没有父亲的帮忙，我永远也不会得到那些工作。"

"是这样，这也正是你生你父亲气的原因，他让你得到了你不能胜任的工作。但是，你也获得了从事这些工作所需的经验，很少有人能有这样的机会，获得如此高的起点，他们只能从底层干起。"

"但是，过去的 5 年完全是浪费！它们毁了我！"

"好了，不完全是。它们帮助你找出你想要追求的是什么。如果你认为你以前的实习经验能够帮助你确定职业目标的话，你也许会觉得这段时间并没有浪费。既然你已经知道自己想要什么了，完全可以从底层干起，逐级上升。"

"你难道不明白吗？"卡尔顿打断我说，"我不想从底层干起！"

"我知道。"我轻声回答，"你爸爸也不希望这样，你们想的不正是一样的吗？"

卡尔顿的脸变白了，看起来好像受到了雷击一样，他从未想过父亲和他自己的想法是如此的接近。一旦意识到父亲的好意和良苦用心，他立刻觉得过去的工作经历是非常宝贵的职业经验，具有很大的启发性，因此，他的反刍频率迅速减少，愤怒和烦躁也消退了。他开始寻找更适合自己的训练和经验的职位，在短短几个月内就第一次完全靠自己找到了工作——虽然这是一个入门级别的职位，但卡尔顿前所未有地开心。

情绪重组要求我们转换观点、认可事件的意义，从而改变对现状的看法。虽然重点在于是减少愤怒，但重组法也可以帮助你减轻悲伤和失望，或者受害感。例如，即使琳达在过去的律师事务所得到提升，她还要在以前虐待她的老板手下干活，其生活质量势必无法改善，所以，如果将老板的行为重新定义为"有用的"而非"破坏性的"，则能够减轻她的被害感。

情绪重构的练习

虽然不同情况催生的反刍思维各有不同，但情绪重构的某些主题和原则是相同的。请根据以下四点建议，帮助确定你应该采用的重构方式，从而减轻愤怒（或悲伤）。

1. 找出积极意图。就像卡尔顿的父亲是出于好意帮助儿子一样，大多数惹怒我们的人，其意图往往有一定的可取之处，不管其言行如何影响我们，他们的本意可能是好的。确定积极意图有助于我们针对不同的情况，改变看待现状的视角，降低负面情绪的强度。

2. 确定机会。如今，许多公司的管理人员在给予员工反馈时，都会将工作中的薄弱环节重构为"机会"，从而使员工比较容易接受负面的反馈，不会导致士气低落。该方法成功的原因是，它体现了一条普遍的真理：很多令人痛心的状况，往往会提供机会，让我们提高自己、重新评估现状、改变努力方向或者解决需要解决的问题。

3. 拥抱学习时刻。我们可以从很多引起反刍的情况中学习，从失误中总结经验教训，避免在未来犯错，将消极的状况视作需要创造性的解决方案的战略性难题，确定可以信任和不可信任的人，发现我们的长处、弱点和能够提供有价值的经验教训的漏洞，从而提高我们的信心，免于未来的心痛和情绪困扰。

4. 将冒犯我们的人视为需要精神帮助者。那些拥有强烈的
宗教信仰的人，在很多情况下，可以把导致我们情绪困扰
的人视为需要精神帮助的对象，因此，我们不应对他们发
怒，而是要为其祷告。最近的一系列研究探讨了祷告的
力量对缓解愤怒的作用（基于合理的科学原则和客观的同
行审查流程），发现祷告是可以调节我们的情绪的有效方
法——只要我们的祷告的本质是积极的。当然，祈祷惹怒
我们的人被卡车撞到并不会减轻我们的愤怒，同样地，开
枪打枕头也不会产生同样的精神安抚作用。

　　以上方法的世俗版本（虽然未经科学测试）是，将冒
犯者视为有可能陷入麻烦的人——他们也许需要心理帮助
或治疗。

治疗摘要：愤怒重构

用法用量：根据导致愤怒或悲伤的现状、记忆或事件而定，
　　　　　取决于反刍的主题。请写下情绪重构的结果，以便
　　　　　出现反刍的时候重温。

疗　　效：减少愤怒和以愤怒为重点的反刍（以及反刍引起的
　　　　　其他情感痛苦的强度），恢复受损的智力和心理功
　　　　　能，降低生理应激反应。

疗法 D：善待你的朋友

当我们与朋友和家人反复讨论同样的问题时，就有让他们失

去耐心和爱心的风险，甚至可能引发他们的憎恨。为了维护亲友关系，我们必须评估自己是否在这些给我们提供情感支持的人身上加上了过重的负担。

评估关系紧张度的练习

针对你的社交支持圈子里的每一个人，回答下面的问题，如有必要，采取下述建议的行动。

1. 相关事件过去了多久？

显然，一些生活中的事件是非常令人痛苦的，它们可能主宰我们的思想和感情，其影响持续几个月甚至几年。然而，我们的大多数反刍却并非这类事件引起的，我们应该意识到，人们通常觉得，我们会在一定时间内恢复常态。例如，根据经验，情侣分手之后，当事人的情感恢复期长短取决于关系持续的时间，例如，持续1年的恋爱关系，需要两三个月来恢复，持续3年的关系，则需要3到6个月来恢复。因此，如果事情已经过去了一年，在和朋友讨论分手这件事的时候，你要考虑到事件的时效是否超出了平均的恢复期。

2. 你和这个人讨论过多少次这件事？

我们都有获取社交支持的特定对象，但是，在我们反复谈论某些想法、事件和感觉，以至于过于频繁的时候，他们也最有可能遭遇"疲劳"。因此，也许最好的办法是充分利用各种社交支持的资源，以免让我们最常求助的人负担过重。

3. 此人是否愿意提及他或她自己的问题和困难？

　　如果你和朋友的谈话过于片面，往往是你一直在谈所有关于你的问题，而很少涉及他或她的情况，你们的友谊就可能有被破坏的风险。为了取得平衡，抽出时间来过问你的朋友的生活，特地讨论一番他们的问题。如果在这样的谈话中，他们问及你的情况，不妨简短回应，再将话题转回他们身上。

4. 在你和对方的交流中，关于你的问题的内容，所占比例是多少？

　　我们往往在事后才发觉，自己和朋友的讨论已经由我们的反刍内容所主导。任由自己的情绪困扰主宰我们的人际关系，并决定我们的友谊，对友情是有害的。将自己定义为受害者，也会对我们自己的心理健康有所损害。因此，如有可能，请确保你与朋友的谈话保持轻松的主调，如有可能，要寻求更多轻松的时刻与乐趣。

治疗摘要：善待你的朋友

用法用量：适用于定期评估为你提供社交支持的人际关系的健康程度，在有必要时用于修复人际关系方面的损害。

疗　　效：评估和修复紧张关系。

何时咨询心理卫生专业人士

如果你已经使用了本章提及的疗法，但反刍冲动依然强劲，如果你的反刍仍然像过去一样频繁，或者其强度令你非常分心，干扰到你从事工作和生活的基本能力，请寻求精神健康专家的意见。如果你的闯入性思维并非执着于感情上的痛苦经历，而是导致你出现洁癖、总是忘记锁门或者不记得自己是否关好煤气等琐事，那么，精神健康专家可以帮你评估，看你是否出现了强迫症的症状。

反刍还很有可能是抑郁症的表现，如果你觉得自己可能出现了抑郁症状，如持续性情绪低落、在改变自身处境方面觉得无助，或者饮食和睡眠紊乱等，请让心理健康专家评估你是否需要专业的治疗。无论何时，如果你觉得情绪低落、悲伤或者气愤，以至于想要伤害自己或他人，请立即寻求专业人士的帮助，或前往最近的急诊室求助。

第六章

IIIIIIIIIIIII

失 败

情绪"感冒"如何发展为心理"肺炎"

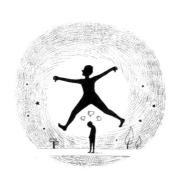

在步入成年之前，恐怕每个人都经历过成千上万次的失败，而且，在漫长的人生道路上，还有更多的失败在等着我们。失败是一种极为普遍的人类经验，所以，人与人之间的区别不在于是否失败，而在于如何应对失败。这一区别在蹒跚学步的幼儿身上尤其明显，因为他们失败的次数极为频繁：尝试、失败、再尝试，是幼儿学习的主要方式之一。幸运的是，他们都充满了耐心和决心（否则，我们永远都学不会走路和说话），但在应对失败方面，也能从他们身上观察到非常明显的不同。

想象一下，有 4 个小孩，每人都在玩一个小丑盒玩具。为了打开盒子，让里面那只可爱的泰迪熊跳出来，他们需要把盒子一侧的大按钮滑动到左边。他们知道按钮是行动的关键，但滑动它却需要复杂的技巧。1 号小孩拉动按钮，但它没有动，她使劲按下按钮，盒子滚到她够不着的地方，她伸出手去够，还是够不着。于是，她转过身去，玩起了尿布。2 号小孩用了几分钟都没有成功地滑动按钮，他坐了回去，盯着盒子，下嘴唇颤抖着，却不做任何进一步的努力去打开盒子。3号小孩试图强行撬开盒盖，接着，她又拉动按钮，经过不断尝试，十几分钟后，她成功地滑动了按钮，盒盖弹开，泰迪熊"吱"地一下跳了出来。她高兴地喊着，把泰迪熊塞回盒子，又从头开始尝试。4号小孩看着3号小孩打开了盒子，他的脸变得很红，他用拳头打自己的盒子，并且流下了眼泪。

作为成年人，遭遇失败时，我们往往会采取非常相似的回应方式（尽管很少有人会转过身去玩尿布）。失败可以让我们感觉到自己的目标是遥不可及的，结果导致我们过早放弃（比如1号小孩的盒子滚到了够不着的地方）。失败会让有些人变得十分消沉、麻木、被动和无奈（如放弃努力的2号小孩）。有人虽然失败了，却愿意不断尝试，直到取得成功（如3号小孩）。还有人承受不了失败的压力，由于过于强调自我意识而无法采取乐观的态度（如痛哭流涕的4号小孩）。

如何对待失败，决定了我们的人生是否成功和幸福。虽然有些人可以很好地应付失败，但很多人却无法做到。失败总是带来伤害和失望，但也可以成为一段内容丰富、充满教育性的成长经历——只要我们客观面对失败，总结下一次该如何做的经验，坚持追求我们的目标。然而，如同我们在日常生活中遇到的很多心理创伤一样，忽略失败造成的伤痛，也许会使情况变得更糟，甚至越来越坏。

虽然我们的各种应对失败的方式都是在人生初期形成的，但这并不说明我们就要像小时候那样笨拙地对待失败。即使那些以最没有建设性和最具破坏性的方式响应失败的人，也可以学习更有利于心理健康的应对方式。然而，要做到这一点，首先要了解失败给我们造成的影响，即心理上的创伤和我们面临的情感挑战——如果想要医治它们的话。

失败造成的心理创伤

对情绪而言，失败相当于感冒，虽然感冒的滋味并不好受，但我们总会恢复——通过休息、多喝热饮、注意保暖等方式，如果我们完全忽略感冒，情况可能变得更糟，在某些时候，甚至会发展成肺炎。情绪方面的感冒亦是如此，遭遇失败后，尤其需要照顾到你的心理健康，例如在情绪上注意休息等等。然而，人们往往忽略了这一点，以至于让失败引发了心理创伤，它给情绪健康带来的损害要远远超出失败本身产生的影响。

失败会导致三种类型的心理创伤：它诱导我们对自己的能力和技巧得出非常不准确的、扭曲的结论；它一点一点地消磨我们的信心、动力和乐观，让我们感到无助和受困；它可以引发无意识的压力和恐惧，导致我们在不经意间破坏自己对未来的努力。

如此之多的人遭受失败带来的心理创伤，原因之一是只需一两次失败就足以启动整个恶性循环。此外，如果某次失败对我们来说特别重要或者具有特殊意义（情况常会如此），假如不加治疗，就有可能出现心理并发症，如羞耻、无助，甚至临床抑郁症。因此，失败——情绪上的小感冒——可能发展成心理方面的肺炎，影响到我们的基本能力，导致心理健康的恶化。

1. 自尊受挫：为什么目标会变大，自我会变渺小

许多棒球选手都曾提到，在连续取得安打时，球看起来似乎更大（所以更容易打），而当他们陷入低潮时，就会觉得球变小了，比较难打。大多数心理学家从来没有认真考虑过上述说法，也许是因为棒球选手是出了名的迷信。为了避免破坏好运气，有些球员在赢得一场胜利后，特意不洗内衣，还有的会抱着球棒睡觉，以阻挡厄运，结果让人怀疑他们的妻子是不是只好睡在沙发上。

当心理学家终于决定研究棒球球员们的顾虑时，他们遇到了一个问题：大联盟裁判不愿意暂停比赛，让球员去完成心理调查问卷。结果，科学家们只好在普通人身上用足球做实验。

实验的参与者要从十码线外对准球门踢出足球，每人可以踢10次，在起脚之前，所有被试者眼中的球门宽度和高度是差不多的。然而，尝试踢球之后，失败了的被试者（踢中两次或以下）会觉得球门变小了10%，而那些成功的被试者，则认为球门变大了10%。看起来，棒球球员的感觉是正确的。失败会让我们的目标变得比过去更可畏，更难实现。

失败不仅使我们的目标变大，而且让我们觉得自己更加渺小。失败能让我们觉得自己不聪明、缺乏吸引力、能力较差、不熟练、不胜任——所有这些都对我们的自信有着巨大的负面影响。例如，如果一个大学生未能通过期中考试，她可能会认为自己能力较差，觉得课程比较难，结果更加担心，以至于期末考试受到影响。虽然有些学生会因为期中成绩不好而加倍努力，但其

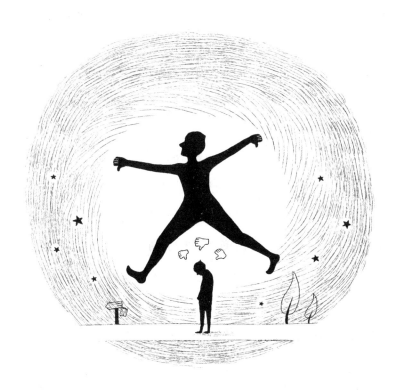

　　失败不仅使我们的目标变大，而且让我们觉得自己更加渺小。失败能让我们觉得自己不聪明、缺乏吸引力、能力较差、不熟练、不胜任——所有这些都对我们的自信有着巨大的负面影响。

他学生可能被此吓倒，开始怀疑自己是否能够通过类似的考试。

但是，如果这次期中考试恰好是学生们进入大学的第一次考试呢？如果他们不仅觉得这一门课，而且认为整个大学生涯都充满了挑战该怎么办？期中考试的失败扭曲了他们的认知（如认为这门课程和大学学业比实际要难），他们可能会过早做出不恰当的决策。事实上，许多学生正因为这个原因，会在大一的时候辍学（就像上文中的 1 号小孩那样）。

失败会对我们的自尊产生更大的影响，让很多人对自己的性格和能力得出破坏性的结论，甚至认为自己毫无优点，一无是处，如产生这样的想法："我是个失败者""我无法做好任何事情""我不够聪明""我是白痴""我太丢脸了""我应该输""像我这样的人，不会有任何成就""不会有人想要聘用我 / 与我约会的"，等等，这些都会扼杀你的自信。

很少有人会认为这样令人泄气和没有建设性的想法有什么可取之处，然而，很多时候，我们却让自己沉醉其中不能自拔，或者大声念叨这样的话语，使它们的影响在我们身上产生果效。如果一个在学校拼写测试中失败的 6 岁孩子宣布："我是个愚蠢的失败者，无法做好任何事情"，大多数人都会驳倒他说的每一个字，禁止他再如此评价自己。我们毫不怀疑，这种消极的想法只会让他感觉更糟，并拦阻他在未来取得成功。然而，当自己遇到类似的情况时，我们却常常不能运用相同的逻辑和智慧。

我们在失败之后做出的消极的自我概括，不仅不准确，而且对我们的自我评价和未来表现的伤害甚至超出了失败本身。对自我能力的批判，往往让我们对未来的失败过度敏感，并引发深刻的羞耻感，甚至威胁到我们的幸福。此外，它使我们无法准确地评估失败，避免今后再发生类似的失误。举例来说，如果我们认为自己的性格缺陷是阻碍个人进步的原因，那么就不可能去发现和纠正规划与战略目标设置方面的失误——它们更有可能是导致失败的关键错误。

为什么新年目标往往会狠狠打击我们的自尊

每到新年来临时，我们都会针对一些问题列出解决方案，期待改善人生和自我感觉。然而，到了 2 月份（有时甚至是 1 月 2 号），很多人往往就完全放弃了这方面的努力，结果，我们的自尊不但没有因为做出成就而获得提高，反而被失败和失望拉低。而且，我们会将此归咎于自己缺乏动力或能力，告诉自己："我猜我不想改变"，或者"我只是懒得改变人生"，所以，我们的心情比去年 12 月 31 日时还要糟糕。

是什么让我们得出如此不准确的结论呢？我们为什么无法实现自己的新年目标？主要原因是，我们忽略了考虑如何实现这些目标，没有认真制定一个可行的计划，所以，无论决心有多大，能力有多强，目标都无法实现。事实上，我们最常见的错误，就是忽略目标规划，忘记设定开始实现目标的时间。

另一种常见的错误是目标罗列过多。作为一般规则，如果你的目标列表比你的孩子向圣诞老人讨要的礼物列表还要长，那么，你很可能需要删除一些目标。波琳最近刚离婚，新年的第一个星期一，她带着两个还在上学的孩子来到我的办公室，并自豪地将一张纸塞到我手里。"这是我的决心书，"她宣称，"因为你鼓励我给自己的人生掌舵，所以，这是我的航向！"我看了一下她的目标列表，它有以下项目：去健身房，每周 4 次，减掉 25 磅；尽量在工作中更加努力；整理家中的壁橱；粉刷卧室；交 5 个新朋友；在约会网站上发布个人资料，每个月至少参加两次约会；加入读书俱乐部；每月抽出一个下午做义工；参加品酒课；自学弹钢琴；花更多的时间陪孩子。

"你怎么看？"她急切地问。

"我认为，如果你是驾驶员的话，这张表让你看起来像个职业赛车手！"我笑着说，"对于一个开小货车的中产阶级母亲来说，这可能要求太高了。"

我解释说，如果我们给自己设定了太多的目标，就不可能完成其中的任何一项。波琳的清单可谓是目标设定错误的大杂烩。其中的一些目标是相互冲突的（例如，每周 4 次去健身房和花更多时间陪伴孩子），有的不明确（如"尽量在工作中更加努力"），有的则太难（如，交 5 个新朋友、每月抽出一个下午做义工，而且，对大部分单身女性而言，每个月约会两次都很有挑战性，更不用说一个有两个孩子还要上班的母亲了）。

如果我们能够按照轻重缓急划分优先次序，那么即使有多个目标也不是问题。我们总会忽略把长期目标分解为许多个更实际的小目标，结果使很多目标变得非常艰巨，无法实现。而且，我们很少花时间去制定行动计划来处理各种可能出现的障碍和挫折，结果在其真正出现时一筹莫展。

总之，我们经常无法实现自己的新年目标（以及其他目标）——因为我们一开始的目标设置就是错误的，结果导致自尊受到了打击。

2. 被动与无奈：思维框架的轮回

失败削弱我们的信心、我们的动力、我们的希望，让我们想要放弃，放弃任何未来的努力和可能取得的成功。一般来说，我们对自己性格和能力的看法越是消极，就越不可能努力追求心中的目标，越认为自己动力不足，目标也遥不可及。毕竟，如果我们确信失败的原因是自己不够聪明、没有足够的能力或运气的话，那又为什么要坚持呢？

如果失败带来的刺痛依然锐利，自尊仍旧伤痕累累，我们就更有"投降"的冲动，而这种冲动的前提本身就是不正确的。

30岁的莱尼是办公室经理，在一家销售公司工作，由于越来越对自己的职业生涯感到失望，他参加了心理咨询。虽然他的办公室工作为妻子和新生的孩子提供了基本的财务支持，但莱尼的真正爱好是变魔术。这是个瘦削的年轻人，长相棱角分明，留着浓密的胡子（我曾经和很多魔术师共事过，但为什么许多魔术师都喜欢留胡子对我来说一直是不解之谜）。莱尼穿着肥大的休闲裤和夹克，这让我经常期望他能出人意料地变出一只白鸽、可爱的兔子、一串彩色手帕什么的。可是，莱尼最出其不意的举动无非是从夹克里翻出一颗润喉糖。

莱尼从高中时就开始表演魔术，但他的魔术生涯从未成功到足以让他辞掉销售公司的工作。虽然儿子的出生令他很是激动，但他也意识到，以后自己的责任更大，更要和魔术师生涯告别了。当时，我对魔术师这个职业所知甚少，所以，我对他的想法不是非常理解。

"如果没有经纪人，是无法靠表演魔术谋生的，"莱尼解释说，"我从来没有过自己的经纪人，几年前，我给每一位经纪人寄去了我的表演录像带，但都没有回音。是的，我知道，"莱尼说，他似乎知道我想问什么，"你想知道我的个人绝招是否足够出色。"不过，我想的并不是这些，但莱尼接着说，经纪人只看重魔术师的个人绝招——这是魔术师的看家本领，显然，经纪人们并不对莱尼的绝招感兴趣。

"过去两年里，我一直都在练习个人绝招，"莱尼继续说，"但几个月前，我 30 岁了，是的，我知道，"他似乎又在回答他想象中我的疑问，"30 岁并不老，但是，我觉得是时候放弃魔术，专心养家了，我不再参加表演，把道具都收拾了起来。"莱尼深吸了一口气，"但是，不表演魔术……简直就像要了我的命一样。"莱尼使劲咽了口唾沫。"是的，我知道，"他继续说，"我的感觉不重要，因为我无能为力。我尽力表演好魔术，然而却失败了。我永远不会成为一名职业魔术师：我必须接受这一点，继续前进。这就是我来找你的原因，大夫，我需要帮助。你一定要帮我接受这个现实：我不能再做魔术师了，也许只要我接受了，就不会觉得如此痛苦了。"

魔术是莱尼毕生的激情所系，但无法得到经纪人、拿出漂亮的个人绝招的失败让他觉得自己似乎走投无路。在他的心目中，唯一的选择就是放弃自己的梦想。这是失败强加给我们的想法，让我们感到绝望和受困，并导致我们放弃，我们往往会无意识地堕入这样的失败主义思想的旋涡之中。因为错过了升职的机会，我们会停止努力，因为我们相信，无论自己怎么表现，老板都不会提升我们。我们不会去投票，因为不相信自己选择的候选人会获胜。当抗抑郁药物失效，我们拒绝求助于心理医生，因为我们假定既然一个医生不称职，那么所有的医生都不合格。上健身房时，如果扭伤了肌肉，我们会觉得自己不适合体力活动。一旦违反了节食计划，我们就立刻得出结论：自己"就是减不了肥"。当我们的亲密要求不断被配偶拒绝，我们就会觉得自己不再有吸引力，以至于停止性生活。

在上述每一种情况下，失败都说服我们相信，我们没有机会得到自己想要的东西，所以，我们停止了尝试。失败可以说是非常有说服力。

失败也可能非常有误导性。

在大多数情况下，停止努力无非是创造了一个自我实现的预言。如果不采取行动，肯定不会成功，所以，我们认为最终的失败不是因为自己缺少坚持，而是说明成功是不可能的。我们的放弃恰好引发了我们试图躲避的结果，悲观主义令我们看不到确实存在的选项和可能性。

例如，在工作中，我们可能是升职的第二候选人，如果继续好好表现，或许有机会上位；如果我们为心目中的政治候选人摇旗呐喊，也许会增加其当选的机会；如果我们换用另一种抗抑郁药物，可能会找到最有效的药物，因为病人往往需要尝试好几种药物才能确定哪种最有效（就和许多非处方止痛药一样）；在健身方面，事先多做预备，通过制定符合自身水平的锻炼计划可以帮助我们避免受伤；如果我们发现很难坚持节食计划，不妨采取措施增强减肥动力；如果配偶拒绝了我们的亲密要求，可以和对方讨论原因所在，以防出现更大的问题。

屈服于悲观、无助和被动的感觉有损于我们的心理健康，如同无视感冒对身体健康的影响一样。事实上，莱尼的"感冒"症状，在他决定放弃魔术的那一刻，变得更为严重，将他笼罩在绝望和无助的感觉之中，这让他处在患上抑郁症的高风险之中——这是心理方面的"肺炎"，而这会威胁到他的精神健康。

3. 绩效和成就压力：做最坏的打算

当我们在任务中失败时，如果本来对成功的期望就不高，失败导致的心理创伤就会比较轻。彩票未能中奖，很少会有人得抑郁症；未经训练的业余歌手，如果歌唱比赛失败，也不太可能深感羞愧（当然，他们一定会觉得失望）。然而，当我们具备了获得成功的必要技能和能力，并期望成功时，我们很可能会感到更强大的压力，迫切需要做出良好的表现。一定程度的绩效压力可能是有用的，但当这种压力过大的时候，就具有极端的破坏性，因为它可以加重焦虑和对失败的恐惧。

在考试时，无论智商、准备情况或对考题的熟悉程度如何，许多人都会变得焦躁不安，其中一个原因是，考场的环境比较容易触发焦虑，哪怕只是在考试中紧张过一次，今后面临类似的情况时，我们就很可能感到紧张和焦虑。考场上的焦虑特别成问题的原因是，它会在很大程度上干扰我们集中精力和清晰思考的能力，从而对我们的成绩产生巨大的影响。焦虑往往极其贪婪，它会不顾一切地吞噬我们的精力和注意力。它引发的情绪不适如此具有扰乱性，如此占用我们的智力资源，以致我们可能很难理解问题的细微差别，无法检索记忆中的相关信息，组织连贯的答案，或者判定正确的选项。在基本智商测试中，焦虑可以把我们的得分拉低15分——该分差足以让你从高智商人才变为平庸之辈。

引发考试焦虑的更加潜在、不为人知的因素还包括我们对自己的性别、种族、民族等身份的刻板印象，这被称为"印象威胁"，它会导致我们下意识地担心这些因素的所谓劣势会影响自己的表现，即使这些"劣势"都是无稽之谈。这种担心，虽然我们自己很少意识到，却足以分散我们的注意力，影响我们的表现。

举例来说，假如一个女孩对自己的性别存在刻板印象，在没有男生参加的数学考试中，她取得的成绩可能会比有男生参加的考试好。即使是在 21 世纪，男生的出场也会微妙地提醒存在刻板印象的女孩：在数学方面，男性天生比女性擅长。

我们唯一恐惧的是对于失败本身的恐惧

对于某些人来说，失败不仅带来失望和沮丧，而且具有更深远的破坏性，如引起尴尬和耻辱感等等。这样一来，失败就变得更加吓人，令我们无意识地降低对成功的期望，而降低期望值似乎是一种合理的方法，可以用这种方式减轻失败对我们的伤害。

几年前，我曾接受过当时年近 40 的莉迪亚的咨询。为了照顾 3 个年幼的孩子，她已经离开营销工作的职位有 10 年之久。最小的孩子进入幼儿园后，莉迪亚和丈夫都认为她可以回去工作了，于是，她参加了 6 个公司的面试。然而，虽然她拥有内部的人脉和令人印象深刻的专业表现，6 家公司都没有叫她回去参加复试。

失败令莉迪亚十分尴尬，而且相当地迷惑不解。虽然她相信自己已经尽力了，然而对失败的恐惧使她不知不觉地破坏了一个又一个的机会。尽管我很快便发现了这一点，但莉迪亚却一直觉得她为了成功已经做到了最好。

"你看，我明白为什么第一家公司拒绝了我，"莉迪亚说。"面试之前，我没有时间多了解这家企业，因为我的女儿要参加一场重要的篮球比赛，我答应为球队烤核桃仁巧克力饼。"莉迪亚对第二次面试失败的解释也很勉强。"啊，你瞧，面试前的那天晚上，我母亲打电话来，我们聊了三个小时，我表弟的妻子与她的妹妹不和，这令我母亲很担心。尽管时间很长，但我不好意思挂断电话。"莉迪亚给第三次面试失败找的理由仍旧脆弱："是这样的，我的指甲乱糟糟的，我想在面试前做个美甲，但是我估计错了时间，结果迟到了半个小时，也许是 45 分钟，无论如何，他们拒绝见我，你相信吗？"我当然相信了，不过，我还是忍住了，没有说出真实的想法。

莉迪亚继续解释，第四次面试前，她犯了严重的偏头疼，结果一宿没睡着。"我筋疲力尽！你相信吗，我甚至连简历都忘带了！"莉迪亚说，第五次面试当中，她突然"肠胃不舒服"。"我的胃突然隆隆作响，声音特别大，我赶紧开了个玩笑，向他们表示歉意，但他们什么都没听到，所以，我显得特别尴尬。将来我一定会觉得这件事十分好笑。"我怀疑，莉迪亚大概永远不会觉得这件事有什么可笑，但是，我还是忍住了没有说出来。

莉迪亚说，第六次面试本应比较顺利，但是——"我的运气不好，不知怎么的，我早晨起来后非常急躁，没有耐心，我丈夫认为，无论如何我都应该去面试，但我应该听从自己的直觉，留在家里。前台接待员十分讨厌，我和她吵了起来，面试官出来察看是怎么回事，结果……你知道他们会怎么说吧，但我不是故意的。"

大多数人听到莉迪亚的解释之后，立刻会识别出一系列的找借口、回避和自我破坏的行为模式，它们是导致失败的主要原因，但却被莉迪亚忽视掉了，她的潜意识知道，把失败归咎于任何可能出现的障碍，就可以避免耻辱和尴尬。对失败的恐惧使很多人陷入夸大琐屑困难、自我设限的行为模式，其本人却不自知。实际上，为了避免将失败的责任归咎于自己，我们往往十分善于给自己找借口。

需要准备重要考试时，很多人会先是拖延，最后又以"时间不够用"为借口；在做重要报告之前的那一晚，我们可能和朋友们出去大喝一顿，或者很晚才睡；我们可能把学习材料忘在了地铁上或朋友家里；参加樱桃馅饼烤制大赛时，我们可能忘记带上樱桃，或者在马拉松比赛中只带了左脚穿的跑鞋，抑或是像莉迪亚那样，把失败归咎于无穷无尽的身体不适或小挫折。但是，如果我们能够无视或克服这些小挫折，一旦取得成功，就会信心倍增，获得额外的成就感。

当然，自我设限很少能够带来成功。此外，这种模式会阻碍我们正确地审视失败，总结出有用的教训，以便在未来加以改进。例如，莉迪亚的简历也许需要修改，面试技巧可能需要磨砺，但她却无法考虑到这些因素，因为她找来一些没有说服力的理由掩盖了失败的真正原因。

自我设限的无意识属性使我们看不到它的存在——即使别人已经给我们指了出来。莉迪亚最初认为，她的每一个借口都是正确的，她的失败是由自己无法完全控制的事件导致的。而当我提出不同意见时，她的回应是："你不会想让我对女儿说话不算数吧？"还有，"问题在于，我没有听从自己的直觉留在家里，我的直觉从来没有把我引入歧途。"

恐惧失败对家庭的影响

莉迪亚需要直面她对失败的恐惧，因为研究表明，频繁担心失败的父母，也会向孩子传递负面的信息。多数父母将子女视为自我的延伸，也把孩子看作是自己养育的结果，所以，当孩子失败时，父母的羞耻感会被触发，他们会或含蓄（如通过声音或肢体语言）或公开地（如表达不满或愤怒）回应孩子的失败。意识到父母的不满，孩子们也会觉得羞耻，认为自己应该害怕和回避失败。

需要明确的是，在这种情况下，绝大多数家长完全没有意识到他们可能会对孩子造成如此消极的影响。莉迪亚非常爱她的3个年幼的孩子，然而，除非她能够治疗失败给自己造成的心理创伤，纠正自我破坏的习惯，否则，对失败的恐惧也会传染给她的孩子。

对失败的恐惧令人失态

比尔·巴克纳的职业生涯可谓是星光闪烁——作为棒球大联盟的球员，他累计成功击球2700次，赢得过击球冠军的称号，跻身于全明星队伍。但他为人熟知还因为他有过一次巨大的失误，那是在 1986 年世界职业棒球大赛中，效力于波士顿红袜队的他在对抗纽约大都会队时犯下的。巴克纳当时在第一垒，过来一个地滚球，这个球很好接，可他却失误了，结果让红袜队输掉了比赛，最终在整个职棒赛中遭到淘汰。巴克纳不是唯一一位在冠军赛中掉链子的球员，尽管他们已经把一个简单的技巧也练习了成千上万次。非专业的运动员在关键时刻也会失误，在体育运动之外的领域，类似现象也是屡见不鲜。

为什么那么多身经百战的运动好手，在最后一击时会阴沟里翻船？为什么富有天赋的歌手在彩排时表现完美，到了正式演出却走音了？为什么公司主管在向客户演示产品时从容不迫，而当总裁走进会议室时却变得结结巴巴？

20 多年前，心理学家们就已经开始研究人们在压力之下做出失态之举的现象，但直到最近，他们才发现造成该现象的心理机制。失态的原因是，过大的压力让我们高估了任务的难度，结果关闭了大脑中自动或流畅执行任务的部分。为了理解这一点，读者不妨尝试以下练习。用水装满一只咖啡杯，握住杯柄，拿着它走过房间。这很容易，对吗？现在再做一次，这一次，当你走动的时候，眼睛要盯着杯里的水面，集中精力不要让水洒出来。结果你会发现，越是不想把水洒出来，往往更容易洒出水来。

失态也是类似的道理。压力越大，我们就越有可能过度分析自己的行动，不由自主地干扰我们曾经执行过多次的处理方式。虽然我们都会失误，但失态却通常在涉及重大利益的情况下出现，这可能导致我们陷入长期的自责。甚至在 25 年后，比尔·巴克纳仍然会质问自己当时为什么会失误。许多人也会责备自己几十年前出现的失态。

如何治疗失败造成的心理创伤

失败往往是痛苦的，但不是所有的人都需要情绪急救。许多失败并没有那么重要，虽然当时可能比较难受，但要摆脱其影响还是比较容易。对于有意义的失败，甚至不需要心理治疗，我们可以从中取得宝贵的经验，并以为指引改进未来的行动，直到达到目标。

然而，如果我们一再失败，或者应对失败的方式不当，以至于损伤了自尊和自信，破坏了未来成功的机会，那么，失败的"感冒"就有发展成心理"肺炎"的危险。由于失败引起的焦虑大都具有可以自我累积的特点，所以，失败之后，如有必要，最好尽快进行心理急救治疗。现在，让我们打开心理药箱，察看一下可行的治疗方案。

一般治疗原则

失败会造成三种心理创伤：它们破坏了我们的自信和自尊，使我们进一步的目标似乎变得遥不可及；它们扭曲了我们的看法，让我们感到成功无望，并迫使我们放弃或停止尝试；它们会增加我们的焦虑，使我们在不知不觉中破坏面向未来的努力。

疗法 A（获得支持）和疗法 B（重新控制）有助于最大限度

地减少失败对自信和自尊的损害，阻止悲观和失败主义的思维方式，避免动力受损和放弃，提升我们的希望，帮助我们抓住成功的机会。疗法 C（承担责任）专注于承认失败以及失败引起的恐惧等感受，以便将自我破坏未来努力的可能性最小化。疗法 D（管理绩效压力）有助于减少绩效压力、对失败的恐惧、考试焦虑（以及印象威胁）和失态。

疗法 A：获得支持

每当病人向我讲述某次令人失望且具有意义的失败时，我的第一反应是表达慰问，并表示情感上的强烈支持——这一举动往往使我的病人感动得找纸巾擦眼泪。我的第二反应是向他们提供一些经验，帮助他们继续前进——这一举动往往使他们把纸巾盒愤怒地丢回给我。在还没有走出失败的苦痛时，如果有人向我们指出尚存的一线希望，我们总会觉得他们比较讨厌。

尽管如此，我也要这么做，原因有两个：第一，我非常擅长躲避飞向我的纸巾盒。第二，因为各种研究已经反复论证过，治疗失败造成的心理创伤的最有效方法便是总结失败的积极教训。如果只是向当事人提供情感支持，常会让他们的感觉更加糟糕。

但是，为什么会这样呢？难道我们在受到伤害的时候，不应该获得同情吗？

在尚未摆脱失败阴影的情况下接受关心和情感支持，会让我们更加觉得自己确实是在性格和能力方面有缺陷。但是，如果对失败进行一番客观现实地评估之后，再接受社交支持的话，我们则会在情感方面受益，更有利于面对现实。

在痛苦的失败之后，将获取情感支持和客观评估失败的经验教训相结合，是继续前进的最有效战略。尽管大多数人都擅长获取情感支持，但在我们没有摆脱失败的负面影响时，情感支持可能起到相反的作用。

从失败中吸取教训的练习

下列书面练习可以帮助你总结失败的经验教训。从大部分失败来看，共有 6 种类型的经验教训，你可以根据自身情况加以利用。

1. 失败是伟大的老师。爱迪生失败了几千次才发明了灯泡，他认为每一次失败都是一段学习的经验。用他的话说就是："我从未失败过一次，我只是了解到有一万种东西不适合做灯丝的材料。"失败总会告诉我们一些什么，指导我们为下一次任务做好准备。面对失败，下一次你会有什么不同吗？

2. 失败提供新的机遇。亨利·福特创办的前两个汽车公司都失败了，如果它们都成功了，他也许永远不会尝试开办第三家公司。而就在这样的尝试中，他产生了流水线式生产的设想，并以此成为他那个时代最富有的人之一。那么，你的失败会给你带来怎样的机会呢？

3. 失败可以让我们更强大。2011 年 8 月，62 岁的戴安娜·耐德试图从古巴游泳到佛罗里达州，这段路程长 103 英里，不幸的是，哮喘发作迫使她在游了 60 多英里之后放弃了尝试。不到两个月后，她又试了一次，这次，她游过 80 英里时，被僧帽水母蜇到，医生不得不把她从水中拉出来，戴安娜很快宣布她不会再尝试游泳了。然而，一旦疲惫和最初的失望消退，她立刻意识到前两次的失败只会让自己更强大，更有可能成功。于是，2012 年 8 月，她第三次尝试，虽然这次游得比前两次还要远，但危险的狂飚迫使她在完成任务之前又一次放弃。失败时，我们都会士气低落，但是，从失败的经验中学到的东西和恢复后的反弹总是会让我们更加强大，更有可能在未来取得成功。那么，你的失败可以让你在哪些方面变得更强大呢？

4. 有些失败也是成功。我一直想知道环球小姐选美比赛亚军在获奖时刻的感觉，她会为代表她的国家参赛而感到自豪，还是因为与冠军只有一步之遥而懊恼不已？业余运动队输掉了季后赛固然令人扼腕，可是，难道打入季后赛本身不就是一项值得庆贺的成就吗？在多轮面试后没有得到想要的工作肯定令人失望，然而，曾经跻身顶级申请人的行列，也应该让我们感到鼓舞。我们的很多失败从某些方面来看也是成功，但我们却往往只专注于它们失败的方面。无论感到多么失望，我们始终应该认识到，即使最终失败了，也能从这段经历中找出成功的部分。那么，你能从你的失败里面找出哪些成功的一面？

5. 失败使得未来的成功更有意义。研究表明，我们的工作越努力、克服了越多的失败和挑战，当最终取得成功时，我们就能感受到越多的意义、欢乐和满足。奥斯卡·皮斯托

瑞斯是来自南非的职业运动员，2011 年，他在韩国参加了
田径世锦赛的 400 米赛跑。与该领域的其他短跑运动员不
同的是，皮斯托瑞斯小的时候就双腿截肢，他依靠的是一
副"刀片"状的金属假肢行走，他也因此成为参加健全人
的世界冠军赛的第一个残疾人运动员。皮斯托瑞斯打入了
个人半决赛，赢得了接力赛银牌（同时创造了一项全国纪
录）。

对于皮斯托瑞斯而言，只要上了赛道，就是一个胜
利。他花了好几年时间在法庭上争取参加世锦赛和奥运会
的权利，并最终证明自己的假肢并没有带给他超出其他运
动员的"优势"。虽然赢得了官司，他还要充分利用有限
的时间准备比赛——距离锦标赛的开始只有一周的时间。
当皮斯托瑞斯第一次出现在赛道上，赛场内的每一个镜头
都对准了他，他脸上洋溢着纯粹的喜悦之情，令身边的所
有选手相形见绌，也使观众感到由衷地敬佩。后来，在
2012 年伦敦奥运会的 400 米半决赛上，皮斯托瑞斯重复了
他的惊艳表现（可悲的是，2013 年 2 月，当他因杀害女友
而被捕时，他留给观众的是另一种震惊。）

我们失败得越多，最终的成功对我们的情绪、自尊和
信心的影响就越大。在经历了失败之后，成功现在对你意
味着什么？

6. 成功并不总是必要的。最近的研究揭示了失败令人惊讶的
一面：我们希望通过追求目标而获得许多益处，而是否能
够获取它们，并不一定取决于我们是否拥有实现目标的能

力。在大多数情况下，与实现目标相比，朝着我们的目标
稳步推进，更能让我们拥有持续的幸福感和成就感。这种
满足、兴奋、骄傲和自我成就感，以及不断靠近目标的感
觉，让我们体会到一种莫大的圆满和喜悦，它能给我们的
情绪、动力和心理健康带来奇迹般的影响。在你追求目标
的过程中，你能找到收获意义和满足的方法吗？

治疗摘要：获得支持，面对现实
用法用量：每次经历有意义的失败时，请尽快应用本疗法。
疗　　效：把给自信、自尊和动力造成的损害减到最低。
次要疗效：减少绩效压力。

疗法 B：专注于你能够控制的因素

失败可以让我们感到压抑和无助，让我们觉得好像事件是我
们不能控制的，我们是注定要失败的。一旦我们相信，无论自己
做什么都不会改变事情的结果，就会倾向于放弃或者只投入有限
的努力。然而，屈服于这种麻木却可能把情绪的"感冒"转化为
心理的"肺炎"，因为绝望和无助往往是导致临床抑郁症的前提。

失败的悲剧在于，许多围绕它的假设和观念会导致我们得出
结论：失败的原因是我们没有控制的能力。然而，科学家已经反
复论证，改变观念，并且专注于那些我们能够控制的方面，对我
们的希望、动力和自尊是非常有利的。在某些情况下，仅仅是获
得了正确的信息，驳斥了我们认为自己是无助的这种看法就足以

治愈我们的麻木，防止"情绪感冒"的恶化。

一项针对 65 岁以上的老年人的研究说明了这一点。老年人往往不爱活动，这会严重影响他们的健康，但问题是，如今的老年人常常认为，变得不爱活动是人变老过程中的自然组成部分（事实当然并非如此）。科学家则告诉老年人，他们不爱活动的原因并非年龄变老，而是因为这种生活方式是可控的，而老年人完全可以每天进行一定程度的散步，这样的锻炼方式也在他们的控制之下。结果，一个月后，科学家的简单呼吁促使很多老年人养成了每周步行两英里半的习惯（可谓是显著的改变），而且，他们表示，自己的体力和心理健康都有了改善。

重新恢复我们对导致失败的情况的控制感的最好办法，是重新审视我们的准备（我们实现目标的计划）和表现（我们是如何努力的），这样才能确定哪些我们认为无法控制的因素其实是可控的——如果采取不同的控制方式的话。

控制实现目标的计划的练习

既然最好是一次追求一个目标，那么不妨针对每一个目标都做一次这个练习。上文提到的有许多新年目标的波琳，就决定先完成"结交新朋友"的目标，因为在离婚过程中，她的社交圈子已经缩小了很多，她渴望找到社交的新出口，认识新的朋友。

1. 尽可能地用现实和具体的词语来定义你的目标。

请记住：要制定明确的、可衡量的目标。例如，"为了夏天而减肥"的目标虽然现实，但并不具体。"中彩票"，是具体的，但不现实。而"写一本畅销小说"既不具体（写哪方面的小说？），也不现实（只有少数小说才能成为畅销品）。波琳将她的目标定义为"找到三个社交场所，认识志趣相投的人"。

此外，请以具有个人意义，你觉得其本身有趣，并能在长时间内最大限度地提高你的动机的方式定义你的目标。例如，你可以把你的减肥和锻炼的目标定义为："建立更健康的生活方式，给我更大的活力和后劲，使我以后能在漫长的岁月里享受子孙满堂的天伦之乐。"此外还要仔细考虑你选择的养生方案。例如，要是参加了登山俱乐部，和朋友一起锻炼，可能比你在地下室的跑步机上独自锻炼效果更好。

2. 将大目标分解为小步骤。

请记住：将长期目标分解为小步骤的方式可能对我们的动机产生巨大而重要的影响。如果实现小目标需要的努力太少，可能使我们失去兴趣和热情，在追求更大的目标方面变得不那么积极，从而使我们丧失前进的动力；同样，太有挑战性的小目标也会让我们心生气馁。所以，小目标的难度最好适中，让我们在可控的范围内取得一定的成功，这样就能化繁为简，稳固推进，实现更艰巨的挑战。

确定小目标时，要专注于我们能够控制的变量（如我们的表现），而非无法控制的变量（如特定的结果）。例如，实现减肥或健身的目标，应着眼于我们吃什么、吃多少、运动量多大（这些都在我们的控制范围之内），而不是减掉多少体重（因为我们不能强迫我们的身体以预定的速度减肥）。如果我们打算创建博客，就应该确定每天在博客上花费多少时间，先不要去管这个博客能否呈现预期的效果（因为程序和设计问题等困难是难以预见的）。假设我们开办了一个奶酪爱好者博客，与花半天时间调整一张瑞士奶酪图片的大小相比，每天按计划投入固定的时间来打理这个博客更能让我们有成就感。

波琳把她的大目标分解为以下的小目标："罗列出我感兴趣的活动清单，在网上搜索相关的场所，每周探访一个场地。"

3. 为你的大目标和小目标设定时间框架。

注意：最好是检查一下你的清单上的小目标，给它们设置开始日期／时间和完成日期／时间。有时可能需要首先设置大目标的开始日期和完成日期，然后据此设置小目标的相应时间（如为参加马拉松比赛做训练、为申请工作职位或学校做准备等），但如果可能的话，我们应该首先设置小目标的时间框架，因为这样做能够使整个时间表更加现实有效。小目标的完成时限最好长度适中，以便保持我们的兴趣、努力和动力。波琳决定第二天就开始搜索社交场所，然后每周探访一个场所，直到发现合适的为止，此后，她将每两周探访一个新地点。

4. 列出所有潜在的弯路、挫折或可能出现的诱惑。

　　注意：采纳童子军的座右铭"居安思危"是明智之举，不仅要考虑到可能出错的地方，也要想到能够出错之处。举例来说，如果我们的目标是尽量少喝酒，学会自我节制，那么，不仅要在节假日的聚会上加以注意，也应该考虑到受邀参加商务宴请的情况（比如我们的客户恰好是葡萄酒爱好者）。波琳就预料到了她的保姆可能出现的问题：这个保姆过去经常爽约。

5. 列出可能解决上述弯路、挫折或诱惑的所有解决方案，包括你能做些什么来避免它们、你打算如何实现这些解决方案等等。要将你的策略转化为积极的行动（如，"假如有人给我烟，我会说'不，谢谢，我戒了'"，而不是"要是有人给我烟，我不会要"）。

　　注意：关键在于提前预见各种问题、制定解决方案，从而避免在困难出现时士气低落、动力不足。提出了解决方案，还要加以实行。例如，对于那些打算参加乳腺癌筛查的女性，如果先让她们确定好检查的方式和时间，那么比起没有事先计划的女性，她们顺利完成检查的概率是前者的两倍。波林的解决办法是找到一个备用的保姆，如有需要，请这名保姆来帮忙。

重新审视任务的执行情况

　　并非所有的失败都是由错误的计划导致的，我们还需要获得如何执行任务的控制权。例如，莱尼放弃了成为一名职业魔术师的梦想，因为他相信他已经尝试了一切，虽然他想出了了不起的魔术招数，但仍然未能如愿。他花了几个小时回想他所知道的各种魔术技巧，试图集思广益，想出新的技巧组合，从而将自己的表演提升到一个新的水平，但是，尽管有这些努力，他还是未能想出说服经纪人的招数。

对于他的失望，我表示同情（莱尼感动地去拿纸巾盒）。然后，我告诉他，我完全不同意他的观点，说完，我就做好了躲避飞来的纸巾盒的准备。对于我的评论，莱尼表示非常惊讶，也非常好奇。我解释说，他还可以采取很多头脑风暴的方式来探索和尝试现有的招数，而对失败的惧怕实际上已经限制了他的选择，并在不经意间使他认为自己的努力都是无效的。

我告诉他一些如何进行头脑风暴的方式。例如，先确定他觉得令人信服的表演主题（如关于家庭、怀旧、爱情、文化、食品等），然后再考虑如何用魔术引出这些主题。抑或是先从他想要激发的情绪反应着手（敬畏、惊奇、惊讶、困惑、震撼等），以及这些反应的唤起顺序。或者，他可以先专注于使用非常规素材或方法（如反转）。举例来说，我建议，如果表演扑克魔术，可以把选中的扑克从一顶帽子里拿出来，而不是双手捧着纸牌，抑或是从帽子里变出几只兔子，让观众从中选择，把选中的兔子放回帽子，变出之前的纸牌（不过，莱尼没有采纳我的这一建议）。

失败造成了莱尼在选择方面的限制，在其他方面亦是如此。他相信观众更感兴趣的是电视真人秀明星、关于名人或者政治家的笑话，而不是魔术。然而，他却从来没有考虑过把这些概念整合到魔术中，并且相应地改变自己的招数。莱尼很快就意识到，还有更多的途径可以探索，而且放弃自己的梦想为时过早。得出这个结论的瞬间，他的情绪立刻有所变化，我第一次看到他的眼中闪烁出希望的光芒。

获得计划执行控制权的练习

　　这项书面练习的目标是确定在你控制范围内的导致失败的因素，以便确定今后努力的方向、如何应对这些因素。为了说明，我以莱尼的应对情况为例。

1. 描述失败。请确保它是单一的事件。例如，假如你5次都没有考取驾照，请只列出最近的那次尝试。莱尼写道："我未能成为一名职业魔术师。"

2. 列出所有促成你失败的因素。莱尼写的是："绝招缺乏说服力、没有经纪人、缺少人脉、观众不关心魔术。"

3. 确定清单上的哪些因素在你的控制范围之内，哪些不在。例如，你控制范围之内的因素可能是"我未能完成马拉松，因为我没有给自己足够的时间来训练"或"我的婚姻失败了，因为我们从来没有学会相互沟通"。你控制范围之外的因素可能是"我没有通过律师资格考试，因为我在重要的考试中变得紧张"或者"我失去了客户，因为我们交付的产品有太多的问题"。莱尼列出了在他控制范围之外的因素："没有经纪人看好我"、"我不是一个足够好的魔术师，没有发明伟大的绝招""没有人可以帮助我获得更多的表演机会或经纪人"，以及"大多数观众不关心魔术"。他列入自己的控制范围之内的唯一因素是"放弃魔术是我的决定"。

4. 检查一下列表中所有超出你控制范围的因素，然后尝试从不同的角度审视它们，看看你能否用可以控制的因素加以替换。例如，你可能会把"我没有通过司法考试，因为我在重要的考试中变得紧张"替换为"我没有采取措施来管理我的考试焦虑"（因为我们总是可以学习如何这样做），你可能会把"我未能留住客户，因为我们交付的产品有太多的问题"替换为"我缺乏必要的投诉处理培训，所以没有留住客户"（因为投诉管理培训是我们总能得到的东西）。

　　莱尼把"我不是一个足够好的魔术师，没有创造出了不起的绝招"替换为"在众多方法中，我只试过一种头脑风暴的方法"，把"没有人可以帮助我获得更多的演出机会或经纪人"替换为"我还没有尽力去联系其他魔术师、演出预订者和俱乐部老板"，把"大部分观众不关心魔术"替换为"我还没有把我的招数重组为能够吸引观众的形式"。

5. 完成第4步之后，请制作一份新的清单，列出属于你的控制范围的行动项目。针对每个因素，找出问题的解决方案或进行必要的修改，以提高你未来成功的机会。莱尼决定，再给自己一年时间，尝试另外三种头脑风暴的方法，开发出有说服力的招数。他还决定把重点放在联系其他魔术师、演出预订者和俱乐部老板上，并使用社交媒体平台，增加出镜率。

8个月后，莱尼给我留言说，他要在电视上表演他的新招数了！他想出了一个既感人又有视觉美观的绝招。但对我来说，最神奇的地方在于，在他的电视首演中，我看到他的脸上洋溢着纯粹的喜悦之情。

治疗摘要：专注于你能控制的因素

用法用量：每次遇到一个有意义的失败，就请尽快应用本疗法，确保在未来努力之前和设定新目标的时候，重新审视执行目标的计划，并且加以演练。

疗　　效：防止或减少无助和绝望，从而感受到越来越多的希望和动力，并提高未来成功的机会。

次要疗效：最大限度地减少对信心和自尊的损害，减少绩效压力。

疗法 C：承担责任，承认恐惧

虽然为失败找借口很有诱惑力，但这样做却阻碍了我们从失败中学习很多有用的经验教训的机会，更糟的是，我们越是拒绝承担任何责任，就越有可能觉得情况似乎是我们无法控制的。承认失败通常会唤起至少一定程度上的恐惧和焦虑，我们不妨尝试触摸这样的感觉，承认它们，从而防止它们不自觉和破坏性地影响我们的行为。

想要重新回到职场的莉迪亚遇到困难的原因是，由于长时间远离职场，她的自尊和自信都十分不足，无意识的自我设限也为她的失败提供了现成的借口。这几乎注定了她的失败，而莉迪亚对这点则完全看不到。她讲完第六次面试的失败经过（和准老板公司的前台接待争吵）后，我决定把我自己的想法告诉她。

"度过一周的假期后，对于回去上班，我有时会觉得有点紧张，"我说。"所以，对于10年没有上班，现在要回去工作的情况，我能够理解那种感觉有多么可怕。"

"嗯，当然，是的，是有点吓人，"莉迪亚承认。

"我觉得肯定很恐怖。你和别人讨论过这件事吗？"莉迪亚摇摇头。我继续说："感觉害怕、焦虑，甚至恐惧是完全自然的，莉迪亚，特别是考虑到过去10年中营销行业的变化就更会是这样。事实上，如果你一点都不怕，反而比较奇怪。然而，我们越是不承认恐惧，恐惧越会生效，如果我们不敢谈论恐惧，就会以其他方式来表现恐惧。"

"什么样的方式？"莉迪亚问。

"比如说，和要决定你是否通过面试的人的秘书吵架，"我微笑着回答。

"但是，你不知道她有多讨厌！"莉迪亚反驳。

"其实，我相信她的确是令人难以置信的讨厌，"我说，"但是，你有三个年幼的孩子，莉迪亚。我猜你一定非常习惯于处理讨厌和令人沮丧的情况。"莉迪亚点了点头。"我觉得，正是因为你不愿意有意识地表达自己的恐惧，所以，你的头脑决定要代替你来表达。"

"等一下，你是说像偏头痛和肠胃不舒服那样吗？那些感觉是真的！"

"你对失败的焦虑也是这样的，"我说。"除非你承认它，并想出如何解决这个问题，否则，在未来，你还会觉得头痛和肚子痛。"我欣慰地看到，这一次莉迪亚没有反对，她陷入了沉思。虽然有一定困难，但莉迪亚终于能够承认自己的感觉，为每一次失败的面试承担自己的责任（失败是她的自我设限导致的），因此，她也能够以一种更有建设性的方式寻找工作。经过几个月的努力和众多失败的面试，莉迪亚终于在营销老本行找到了工作，成功地重新进入职场。

我们都应该明白，一旦失败，焦虑和恐惧就可能随之而来，承认这两种感觉和失败的最佳方式，就是和支持我们的人谈论它们，把我们的恐惧说出来，暴露在可信的朋友或家人面前，这将最大限度地减少我们的潜意识以破坏性的方式表达恐惧的可能性。另一种选择是，在我们的日志或博客中写下自己的恐惧——前提是一定要以乐观的态度评估它们。

去除失败带来的情绪痛苦的最有效的方法之一，是在可能或适当的时候开它们的玩笑。研究表明，从失败中看到幽默，是克服失败引起的任何尴尬或耻辱的一种非常有效的方式。能够"看到有趣之处"，也有助于我们在未来的尝试中减少绩效压力。以言语的形式将我们的恐惧幽默化，能够避免我们的头脑不自觉地以自我毁灭的方式表达我们的恐惧。当然，并非所有的失败都需要我们去开它们的玩笑，但许多失败是适合报以幽默的。

喜剧演员们就是一群经常笑对失败的人，很多喜剧演员会把自己痛苦的失败经历以笑话的形式表现出来，这样做大大减轻了失败唤起的痛苦。例如，喜剧演员吉姆·绍特发现了一种应对他的财务失败和缺点的方法——诉诸表演。"我 34 岁时，每年只能赚 7000 美元。我是个失败者呀！我很伤心、很沮丧。然后我想，等一下，我不是一个失败者！我已经努力过了！我只是经历了一次失败！"

2011 年，失态导致他的球队失去进入世界系列赛资格的红袜队球员比尔·巴克纳，在拉里·戴维的电视剧《抑制热情》中扮演他自己。在那一集里，人们质问巴克纳为什么没有在第一垒接住那关键的一球（是的，即使过去了几十年，还有人会问）。随后，他路过一座起火的大楼，消防员正在指导三楼上的一位母亲把她的孩子扔到楼下消防队拉起的网上。妈妈带着不情愿照做了。小孩掉进了网里，却又被高高弹回空中，围观的人群倒吸了一口凉气。当他们认出巴克纳并意识到小孩是直接朝他所在的地方掉下去时，众人纷纷退后。巴克纳上前接住了宝宝，就像完成了一次完美的接球。此举终于为他挽回了声誉。人群中掌声雷动。巴克纳的事例说明，一个人有能力嘲笑自己最痛苦的失败，而且，毫无疑问，也能通过自嘲治愈心灵的创伤。

治疗摘要：承担责任，承认恐惧

用法用量：每当遇到有意义的失败，应尽快运用本疗法。

疗　　效：防止或尽量减少对自信和自尊的损害，并通过在失败中寻找幽默来驱除其中的痛苦。

次要疗效：减少绩效压力和对失败的恐惧。

疗法 D：从绩效压力中分散自己的注意力

绩效压力可以增加考试焦虑，可能让我们在关键时刻失态，会用印象威胁耗尽我们的注意力，因为当下的压力或焦虑截断了我们对执行任务的关注，阻碍了我们的表现，并让我们更容易失败。在失败之后，我们会感到更多的压力和焦虑，并形成恶性循环。

为了治疗绩效压力造成的心理创伤，我们要以牙还牙。当压力和焦虑窃取我们的注意力时，我们需要立刻"窃取"回来。研究表明，从绩效压力中分散注意力的方法有很多，有时只要哼哼歌吹吹口哨就能解决——无论是哼歌还是吹口哨，都取决于你。让我们具体了解一下这些方法的细节。

1. 用口哨驱散焦虑

七个小矮人（见迪斯尼电影《白雪公主》）喜欢在工作时吹口哨。我想，这是因为他们担心压力导致自己喘不过气来。因为有研究表明，吹口哨可以阻止我们思虑过度，以免在完成过多次的简单任务（如挥动高尔夫球杆、扔橄榄球、端水，是的，还有像比尔·巴克纳那样在第一垒接球）中出岔子。这种办法之所以有效，是因为一旦我们专注于手头的工作，吹口哨就能把额外的注意力从过度的思虑中赶走。

一个忠告：虽然你可能会发现吹口哨在某些情况下非常有用，但你周围的人可能不会。所以，请记住，不必高声吹出华丽的咏叹调，低声吹一样有效。

2. 考试时自言自语，并不意味着你疯了

避免或减少考试焦虑，关键在于考前充分准备，不要临时抱佛脚。我们准备得越好，就越不会紧张。然而，即使准备好了，考试焦虑依然会打击我们，阻碍我们在考场上集中精力。

因此，我们需要做两件事情：平息焦虑和重新集中注意力。首先，我们要牺牲一点点考试的时间，使自己冷静下来。即使我们没有意识到，考试焦虑也会导致呼吸变浅，限制氧气的吸入，并增加我们的恐慌感。要恢复正常的呼吸，降低恐慌，你应该放下你的笔，看看考场以外的地方，并专注于你的呼吸一分钟，每次呼吸都从一数到三（在脑中默默地数一二三），数数的时候，请注意空气是如何充满你的肺部，呼气时又是什么感觉。这样坚持大约一分钟，就应该足以稳定你的呼吸，减轻考试焦虑。

接下来，我们需要把注意力重新定向到手头的任务上，阻止我们的头脑去担心考得好不好以及考试的结果可能造成的影响。做到聚精会神答题的最佳方法，是把思考的过程念出来（不过，请保持安静——小声嘟囔即可），通过念出题目和推理的过程，把注意力从大脑中担心的内容上面移开。

3. 消除刻板印象

当我们想起自己的性别、种族、民族或其他属性的负面刻板印象时，它们可以引导我们的潜意识去担心自己可能匹配这些刻板印象，妨碍我们充分重视手头的任务。在这样的情况下，最好的办法是肯定我们的自我价值，以抵消这种担心。

在最近的一系列研究中，试验者要求一所生源多元化的学校的 400 名七年级学生选择一项个人价值（如运动能力、亲密的友谊或浓郁的亲情），在学年开始的时候，围绕该价值写一篇短文。试验者让半数学生选择一项对自己重要的价值，写出它为什么重要，并以自己的方式描述这种价值。他们又让另外一半学生选择一项对自己不重要的价值，写出它为什么可能对其他人具有重要性。试验的结果令人诧异。选择那些对自己重要的价值来写的学生，其中黑人与白人的成绩差距拉近了 40%，这一效果一直持续到八年级（历时两年）。针对大学物理专业女生（从事硬科学研究的女性为数不多）的类似实验证明，那些进行过自我肯定练习的女生，表现得比没有练习过的女生要好。

当然，印象威胁可能并不会影响到所有人，但我们越是不够自信，就越可能被这类担忧分心。如果你觉得自己可能受到这些顾虑的困扰，不妨在考试前写一篇关于你最重视、最有自信的自身优点的短文，这样做是绝对值得的，因为它可以让你更有韧性，不易被过去的失败导致的担忧和焦虑所撼动。

治疗摘要：从绩效压力中分散自己的注意力

用法用量：在感到压力、焦虑或刻板印象威胁的时候，或者在此之前应用本疗法。

疗　　效：减少绩效压力、考试焦虑、刻板印象威胁和失态的危险。

次要疗效：最大限度地减少对信心和自尊的损害，解除对失败的恐惧。

何时咨询心理卫生专业人士

　　治疗失败引起的心理创伤，目的是缓解你的情绪，帮助你提升未来的准备和表现，让你努力向自己的目标前进。但是，如果你已经使用了本章提到的疗法，却仍然深陷绝望、无助、羞愧或抑郁的感情之中，就应该寻求心理健康专业人士的帮助。如果这些疗法并没有帮助你降低绩效压力，抑或是你仍然会在应该成功的任务中失败的话，你也应该寻求专业人士的帮助。最后，如果你的心情和想法已经变得非常忧郁和沮丧，请立刻向精神健康专业人士求助，或者前往当地的急诊室。

第七章

||||||||||||||

自 卑

削弱你的情感免疫系统

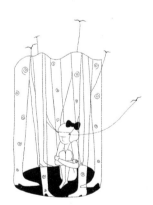

艺术是一种生活方式，寂寞是一项人生修炼。

扫码免费听《给一个青年诗人的十封信》，
20分钟获得该书精华内容。

　　每个人都渴望拥有较高的自尊。如果根据各种杂志、书籍和一些所谓的人生导师的标准来判断的话，每个人都能拥有这样的自尊。这个价值数十亿美元的产业之所以存在，是因为几十年来的调查和数以千计的科学研究已经反复证明，绝大多数的所谓提高自尊的方法根本没有效果。这让人感到相当遗憾，自卑的人就相当于拥有的是一个薄弱的情感免疫系统，因而容易受到更多的心理伤害，如失败和拒绝带来的打击。此外，与自尊心较强的人相比，自卑的人往往不快乐，更加悲观，更缺少动力，他们的情绪更糟糕，面临更大的抑郁、焦虑和饮食紊乱的风险，也对人际关系更为不满。

　　好消息是，尽管提升自尊这个产业做出过很多失败的承诺，但研究人员已经找到了提高我们的自尊，并以此来加强我们的情绪免疫系统的方法。虽然这些方法不能一蹴而就地把自卑者变成拥有极高自尊的人，但它们也许是提高自尊的最好方法。其实，拥有极高自尊本身也有其缺陷，例如，这样的人往往会把自己的错误归咎给别人，拒绝别人的负面反馈，认为它们是不可靠的，他们往往很难接受自己行为的后果。这些倾向使他们有可能重蹈覆辙，在工作、人际关系和个人生活等方面引发显著的问题。

自尊到了极端就是自恋，自恋者的自我评价过高，但在遭到批评或贬损时，即使别人的批评非常微不足道（即是说，对自恋者而言，任何批评都比天还大），他们也很容易觉得极度受伤和愤怒，因此，他们经常想要报复那些"刺破"他们膨胀了的自我意识的人。也许比起自卑，科学家们更应该寻找治疗自恋的方法，而且，忍气吞声有时也是人生中不得不采取的选择。

虽然很少有人是真正的自恋者，但拜过去几十年的自尊提升产业大发展所赐，一般人都多少有些"自我膨胀"。因此，研究表明，对于自尊，大部分现代人都处于矛盾状态：一方面我们觉得人人平等，另一方面却又相信自己好于"平凡的一般人"。

事实上，"平凡"一词本身就具有奇怪的负面含义。我说"奇怪"，是因为根据定义，无论就哪些方面而言，2/3 的人口是处于"平均"状态的（1/6 的人高于平均水平，1/6 的人低于平均水平）。

然而，当今社会，如果你告诉学生、员工或另一半，他或她的技能和能力处于"平均"水平的话，这不啻是对这个人自尊的侮辱和打击。因为大多数人都觉得自己高于平均水平，即是说，比起一般人，我们更风趣、更合乎逻辑、更受欢迎、更好看、更善良、更值得信任、更聪明、智商高于平均水平。

讽刺的是，尽管我们一直厌恶平凡，但研究自尊的科学家们陆续发现，就自尊程度而言，处于平均值（不要太高，也不算低）是对我们来说再好不过的事情。理想情况下，我们的自尊心应当处在某个范围之内，在这个范围里，我们的自尊要同时保持较高（不要太低）和稳定（不要太高或太脆弱）的状态。事实上，拥有较强而稳定自尊的人，对于自己的实际长处和短处有着更现实的评估，关于别人对自己的看法，他们判断得也较为准确，所以，从心理角度讲，他们是"最健康"的人。

当然，这引发了另一个问题：我们的自我评价有多现实？换言之，与别人相比，我们的自尊程度是否正确反映了我们的技能和特质的现实价值，或者说，根据我们的心理倾向，它是否反映了我们主观的和往往不准确的自我评估？

以身体吸引力为例。研究清楚地表明，具有较高自尊的人，相信他们比自卑的人更有吸引力。然而，当科学家们将这两种人的实际吸引力（排除珠宝首饰和化妆，只看脸）加以比较时，很快发现，情况并非如此：自卑的人和自尊较高者拥有同样的吸引力。但是，自卑会导致我们低估自己的吸引力，进而轻视自己的实力，所以，在外貌方面，自卑者往往会得到较少的正面反馈。另一方面，与自卑者相比，自尊较高的人可能穿得更有吸引力，这使他们得到更多积极的反馈，甚而进一步提升其自尊。

如果我们对别人的评价也不高，这也算是自卑吗？

我曾经帮助过一个体格健壮的年轻人来对付他的"极度自卑"。他用一些极为挑剔的词语描述自己的身体，然后又开始讨论那些以拥有美丽身体著称的名人，指出他们也有"令人作呕的明显缺陷"（可能只有他觉得"令人作呕"和"明显"）。"我不觉得你自卑，"听他批判完布拉德·皮特的"瘦胳膊和鸡腿"之后，我对他说，"没错，你恨你的身体，但你也讨厌所有人的身体，"我一边吸肚子一边指出，"你可能确实自卑，但更大的问题是，你否定一切、讨厌一切，所以，我们得谈谈你是否抑郁的问题。"抑郁症会导致我们对每个人和每件事都做出负面评价（当然还会表现出其他症状），它也可以伪装成自卑。

当然，不是每个拥有消极人生观的人都有抑郁症，这种消极也并不说明他们一定自卑。例如，几年前，科学家认为自卑者的偏见更大，因为他们会消极评价与自己不同类的人（例如，不同种族或性别的人）。然而，科学家们忘记了交代一个事实，自卑者也会消极评价自己所在的群体，这说明他们对其他群体的评价不是偏见，而是他们的更大消极的一部分。研究人员发现，当自卑者评价自己的群体时，与自尊者相比，他们的偏见其实比较少。

需要澄清的最后一点是，自尊既包括一般意义上的自我评价，又包括我们对自己在人生特定领域中的评价（如你在扮演配偶、父母、朋友、律师、护士、高尔夫球手、视频游戏玩家等角色时的表现）。认为自己具有较低或较高的自尊，通常指的是我们总的自我评价是较低还是较高的。即是说，如何看待特定（我们认为有意义或重要）领域中的自己，对我们的总体自我评价有很大的影响。例如，一个有抱负的厨师，如果她在烹饪方面比较糟糕，那么，即使她是个专业的运动员，她的自我评价也不会高到哪里去。所以，在对你而言有意义的领域的成败，直接决定了你的总体自我评价。

现在，我们已经介绍了一些自我评价的基本弱点，让我们来看看自卑会导致哪些心理伤害。

自卑造成的心理创伤

自卑可以造成三种类型的心理创伤：它使我们在面对日常生活中的很多情感和心理伤害时变得更加脆弱；它让我们不太能够吸收正面的反馈和其他"情绪的营养素"；它使我们感到不安全、无能为力、不自信和失控。

提高自尊心，会增强我们的情绪免疫系统，缓冲许多威胁到我们的心理幸福感的伤害。大多数人都能从自身经验中了解这一点。如果我们自我感觉良好，往往就能够摆脱各种挫折、失望或批评，而它们对自卑者会有更大的影响。为了成功地应用情绪急救疗法和提高自尊，我们需要更深入地了解这些创伤，下面让我们进行详细探讨。

1. 被围攻的自我：更大的心理脆弱

自卑使我们更容易受到日常生活中不可避免的心理伤害，哪怕是非常轻微的失败、拒绝或失望，也会击穿我们情绪的墙壁，冲破我们的心理防线，粉碎我们的勇气。当我们自卑时，正常的"伤害"——如老板在会议上不赞成地对我们皱眉头、赌输了橄榄球或者朋友取消与我们聚会的计划等等——都会以反常的程度影响我们的情绪。我们会因为这些事情责怪自己，过于将其个人化，而且从低落中恢复的速度也比较慢。事实上，如果我们自卑的话，伤害和冷落对我们的打击，会让我们觉得自己处于各个角度的围攻之下。

人们一直在讨论自尊的外延（近期才有研究试图区分较高的自尊、过高的自尊和脆弱的自尊）及其在抵挡心理伤害方面会起到多大的作用。调查表明，拥有较高自尊（即不太低的自尊）让我们更具有心理弹性，而且会至少在几个不同的方面增强我们的情绪免疫系统。

例如，拒绝会伤害到自尊程度不同的人，但脑部扫描表明，拒绝会带给自卑者更痛苦的体验。还有，自卑者更难以适应遭到拒绝的情况，如果自尊较低，我们通常会畏缩不前，以减少进一步遭受拒绝的风险，结果导致与他人的距离越来越远。在某些情况下，心理的脆弱和自我保护的倾向会促使我们把别人推到一边，结果使自己在社交和情感方面处于隔离状态，把自己带进了陷入孤独的风险之中。自卑也会使我们更容易受到歧视，从而进一步丧失自尊。

自卑也会使我们更难经受失败，失败给自卑者带来的情绪打击更大。此外，在失败后，我们也有可能更缺少坚持不懈的动力，忽视失败的意义，将其视为我们自身缺陷的证明，结果导致自己更加自卑，更经不起未来的失败。

自卑还能让我们更容易焦虑。一项研究考察了人们在各种情况下的情绪反应。研究人员告诉参与者，他们将受到"不愉快的电击"（并不是说电击是一件"愉快"的事，但有些触电的程度很轻微，几乎感觉不到；而且大部分研究根本没有电击过受试者，因为研究人员更感兴趣的是，受试者听说要被电击后产生的焦虑和实际遭到电击者的反应有何不同），然后将参与者分成两组，设法提升第一组的自尊（告诉他们，在口头智商测试中，他们得了高分），第二组则放任不管。结果发现，第一组在等待"电击"时，其焦虑程度要比第二组低。

当我们自卑的时候，应对压力的效率也会低，更容易受到抑郁和焦虑的影响，甚至出现与压力相关的身体不适和症状。对人体内的压力应激激素（如皮质醇）的水平观测的结果表明，自卑者对压力的回应更差，其血液中的皮质醇浓度也比高自尊的人高。高皮质醇水平通常会引起高血压和免疫系统失调、抑制甲状腺的功能、降低肌肉和骨密度、导致认知表现不佳等。

较高自尊能够缓冲心理和生理系统的压力的原因之一是，自卑的时候，我们往往会夸大负面反馈的影响和潜在后果，反而增加了压力，让我们觉得更难以控制，从而遇到更多的困难和失败，结果使自我评价更低，进一步损害我们的自尊。

自尊、压力和自我控制

商品经纪人鲁迪的工作压力很大，他来做心理咨询的目的是解决自己长期以来的赌博问题。因为工作压力累积得太多，所以鲁迪总是想在晚上去大西洋城赌博。其实，工作紧张的时候，他能够抑制这种冲动，然而，当压力水平下降时，他的意志力也随之降低，就会忍不住去赌博。鲁迪赌博时经常都要花费几千美元，甚至数万，而这是他负担不起的；更让他自我厌恶的是，他很清楚是工作压力导致了这个恶性循环，而且，他知道是什么引发了循环（工作紧张时段结束后的放松）。然而，尽管认识到导致自己赌博的原因，鲁迪还是无力阻止它。

来到我办公室的时候，鲁迪已经输掉了房子、全部积蓄和大部分退休金，只好搬去和一个朋友同住。毫无疑问，他的自我评价处于历史低点。鲁迪决心改变他的生活方式，但他的公司是引发其工作压力的温床；而让他的处境变得更加紧迫的是，几年前，鲁迪年迈的父母已签署委托书，授权鲁迪管理他们的财务，鲁迪担心，自己的赌博习惯不改变，就会危及父母的财产。鉴于他父母脆弱的身体健康情况和对儿子的问题完全缺乏认识，鲁迪担心，如果要求撤销委托，会引发父母的情绪困扰，甚至可能危及他们的健康。

鲁迪对压力的反应非常极端，结果导致了自我毁灭的行为模式，但这种情况并非不寻常。压力可以大大削弱我们的意志力和自制力，甚至让我们连想都不想就对恢复旧习惯做出自动反应。例如，经过一天紧张的工作，立志减肥者可能会跑到超市买大桶炸鸡，并且在回家的路上就把它们全部吃光。

自尊较低的时候，我们不太会把错误和失败归咎于意志力不足或精神疲劳（其实，它们很可能就是罪魁祸首），而更有可能认为它们反映出我们本身的性格缺陷，结果导致自尊进一步降低，继续把应归咎于意志力的错误赖到我们的性格头上。

好消息是，我们能够设法刻意提高自尊，从而帮助自己更好地管理失败、拒绝、焦虑和（特别是）压力。虽然这些发现令人鼓舞，但它们只说明了提升自尊的好处，却并没有教给我们如何真正去做。科学家们往往通过假装让研究对象参加口头智力测验，然后告诉他们得了高分等方法来提高他们的自尊。但是，我们不能一直骗自己，说我们如何聪明，至少大多数人做不到。但这些实验的结果证实了一个概念：促进自尊的确能够加强我们的情绪免疫系统，使我们的情绪更加有弹性。

2."我没有甜点！"为什么我们会抵制正反馈和情感滋养

自卑本来就够糟糕的了，因为它能使我们更容易接受消极的心理体验，但研究人员也证明，自卑还会限制我们从积极体验中获益的能力。在一项研究中，让受试者听悲伤的音乐，使其心情不好，然后问他们是否想看喜剧影片，以便令情绪振作起来。结果发现，自尊较高的人会积极响应，而自卑的人虽然同意喜剧会改善心情，但他们还是拒绝观看。

当我们自卑时，我们对积极的体验和信息的阻挡是相当彻底的。遗憾的是，这些信息反馈可能在重建自我价值和自信、加强情绪免疫系统的过程中发挥至关重要的作用。然而，尽管我们渴望这样的信息，但自卑的时候，我们很可能会拒绝甚至回避它们。

博是个不到30岁的单身男人。他是个典型的南方绅士，似乎过得一切顺利。他高大英俊，拥有一份稳定的工作，身体健康。但是，在个人生活方面，博却称得上"悲惨"，他没有"社交圈"，朋友也很少。而且为数不多的几个朋友经常爽约，让他在大街、电影院或餐厅中独自等候，他们会在派对结束之后才告知博。他们指责博无情，他们还经常从他那里成百上千美元地借钱，但却从不归还。博非常想找个女人结婚，安定下来，可朋友们非但不支持，反而妨碍他。有那么几次，博试图在社交场合和女性接近，但每一次他的朋友都会加入进来，用所谓的"笑话"把他赶走。有时，对于博已经表现出兴趣的女人，他们甚至会和她们调情。

虽然表面看所有事情博都在进行，但他很少约会，即使偶尔约会，浪漫的关系从来也不会持续超过几个星期。

博知道，他最大的问题是极度自卑。事实上，他过来咨询时，告诉我的第一件事就是他非常渴望通过获得积极的肯定来"自救"。肯定，是对我们的自我价值、目标、前途、见闻和观点的积极确认，它们有助于塑造健康的自尊，提升个人能力、动力和幸福感。博尝试过各种类型的获得肯定的方式。他读过《秘密》系列丛书，遵行"吸引力法则"，阅读《心灵鸡汤》，一连数周戴着昂贵的帽子睡觉——据说，这样可以重新调整他的脑电波（其实，唯一获得调整的是他的银行账户），他还听过无数的潜意识信息的录音——如"我很了不起，而且有能力"，他向我保证，除过那些用黑体字印在包装上的内容，它们对他来说始终只是一种"潜在"的力量。

然而，在投入了多年的时间和数千美元购买各种治疗方案后，如同很多醉心于积极肯定疗法的人一样，博仍然觉得自己一无是处。这就产生了两个问题：第一，既然这些方法都没有效果，博为何还不断投入时间和资金？第二，为什么这些方法不但没有增强博的情绪免疫系统，反而削弱了它？

博坚持使用这些方法的原因之一，是因为自尊是一种非常主观的情绪，因此，我们评估自尊是否已经有所改善的方式是相当有限的（除非我们可以采用更客观的措施，如编写科学的自尊问卷或其他有形标准）。事实上，许多研究已经证明，我们很可能会不自觉地扭曲自己对实行这些方案之前自身情绪状态的记忆，以至于相信它们对自己有所帮助，而实际上它们却没有起到任何作用。

例如，一项研究调查了使用某种流行的提升自尊方法（听积极反馈的录音）的人。研究人员分别在受试者完成使用这些方法之前和之后评估了他们的自尊，结果发现他们的自尊根本没有得到提升，有的人的自尊甚至降低了。尽管事实如此严峻，受试者还是高兴地表示，他们觉得其自尊有了显著的改善，这是因为他们不自觉地扭曲了自己的记忆，认为自己之前的情况更加糟糕。所以，尽管完全无效，很多假冒的自尊提升方案还是取得了广告和商业上的成功。

这给我们带来了第二个问题：为什么积极的肯定会让这么多的用户自我感觉更糟？

要想得出答案，需要先简单了解一下"说服"的科学。针对说服的研究早已确定，那些属于我们相信范围之内的信息，对我们来说是有说服力的，而这个范围之外的东西，我们通常完全拒绝相信。如果我们相信自己没有吸引力，那么比起"啊，你真是美得惊人！"，我们更愿意接受"你今天看起来很漂亮"这样的赞美。由于积极的肯定被期望改变的是我们对自己的感觉，所以，它们是否有效，要看其是否属于我们的自我评价的范围。假如博这样自卑的人接触到了与其自我评价相差较大的积极肯定，他们一定会觉得这些信息是不真实的，会完全拒绝接受，反而更加拉低了自尊。

最近的研究针对积极肯定的用处进行了相关的调查，结果发现它们的确可能产生弊大于利的效果。在一项实验中，受试者被要求完成各种问卷调查，然后找出一个他们相信自己缺少但想拥有的特点。接着，研究人员告诉受试者，他们实际上拥有他们想要的特质（这是虚构的），然而，听到这个"好消息"，受试者的感觉却更糟，自尊心也有所下降。换言之，最需要积极肯定的人（如博），却最没有可能从中受益（而最有可能被其伤害），因为他们很可能发现这些所谓的好消息与他们当前的自我评价有差异，所以，在此情况下，积极肯定不仅无法加强我们的情绪免疫系统，反而有可能进一步削弱它。

当我们的自尊长期偏低，羞耻感就会变成自我身份的一部分，令我们对其习以为常。对于负面反馈，自卑的人常常感到更加自在，因为它验证了我们现有的自我评价。一项研究发现，表现不佳的大学生，如果给他们提升自尊的鼓励信息，反而会使其成绩降低。人们还发现，自卑的大学生，如果其室友觉得不如他们，这些学生往往会寻找新的室友。事实上，自卑和拒绝接受积极信息已经成为影响人际关系的重要问题。

自卑与人际关系

自卑的人往往更加怀疑伴侣对自己的感情，他们对婚姻和恋爱关系的满意度也较低。自卑的时候，我们会很快察觉遭到伴侣拒绝或反对的各种迹象，我们不仅会过于消极地解读这类信息，还倾向于简单地概括它们，并从中读出比其本意更令人不满的含义。

虽然人际关系能够成为支持与好评的来源，并且因此提升我们的自尊，但自卑者通常难以接受来自伴侣的积极信息，面对这种情绪营养，他们甚至会表现得非常愤怒。在一项研究中，甚至连称赞（并不夸张的赞扬）自卑者的男友或女友是体贴的人，都足以使他们感到更加不安全，并且使他们更为消极地看待自己的恋爱关系。

无论我们多么渴望积极的反馈和肯定，当我们的自尊低下时，任何来自伴侣的赞扬和保证都会使我们感到有压力，觉得自己辜负了他们的期望。我们担心自己无法维持这样的评价，最终令他们失望（甚至当他们的期望完全符合我们的能力时亦是如此），而且，我们会觉得他们的爱是有条件的，如果我们做不到，就得不到他们的爱。结果，亲密的关系不仅没有给自卑者带来享受，反而使他们拒绝和逃避来自亲人的赞誉，从而变得更加淡漠。遗憾的是，这种做法往往会"成功"，它降低了伴侣的期望，玷污了他们对我们的看法，并且破坏了亲密关系的完整性和持续性。

事实上，博的多次约会都经历了某种逆转的过程：他觉得有吸引力的女人，如果称赞他温柔、善良或者体贴的话，博就会自我贬抑地想："伙计，她根本不了解我！""她不知道我有多差劲！"接着，博便会做出各种无意识的努力，来证明自己究竟是如何"差劲"，所以，无怪乎女方要和他分手。博还会认为，对方的拒绝进一步证明了他的"真实"自我是令人难以忍受的，但事实上，博唯一令人难以忍受的地方就是他的极度自卑。

3. 慢性疼痛：自卑是如何让我们感到权利被剥夺的

博的情感免疫系统非常脆弱，导致他在遭到"哥们"排斥或背叛时，非常缺少心理弹性。虽然他竭力掩盖，但每次遭受的打击都令他十分痛苦，让他觉得自己更有缺陷，而朋友利用他是应该的，当冤大头是理所当然的。他不仅无法避免此类情况（例如拒绝借钱给别人），还觉得自己完全无法避免朋友伤害自己的感情。"我宁愿有坏朋友，也不愿没有朋友"，这就是博不愿意改变他的社交生活的原因。

研究一再表明，在团体和社交场合中，自卑者倾向于少言寡语，并且很少主动脱离令人不快的人际关系和友谊。自卑让我们感到彻底的不安全、不自信，以及在社交中不受欢迎，这种无助、无奈、"聊胜于无"的心态，会让我们感到权利遭到极大的剥夺，变得优柔寡断、缺乏自信。我们确信，设置限制、提出要求或者说明预期等行为虽然是合理的，但会让其他人立即拒绝我们，像丢掉烫手的山芋一样抛弃我们。当然，其他人很快会意识到我们不愿开口抗议或喊冤，这让他们觉得我们的让步是理所应当的，因而更加不体谅我们的感受。

对于博的困境，实际上，如果他站出来为自己鸣不平，一些朋友可能确实会排斥他，然而，其他人不会。我试图说服他，大声讲出朋友对自己的不公，是对友谊质量和前景的试金石。那些确实关心他的人（即使只有某种程度的关心），会理解他提出的反对意见，做出适当的回应。这样，博就可以剔除那些不配做他的朋友的人。

需要明确的是，博的朋友们并不一定是可怕的人，虽然他们不太可能赢得什么人道主义的奖项。大多数人只会根据情况做出应有的反应，如果我们能够用较少的体贴或互惠换来想要的东西，甚至不用付出就能得到，很多人都会选择这样做，这不是因为我们邪恶，而仅仅是因为我们有能力做到。如果人们要求我们付出更多，我们也会根据条件满足他们，若他们没有要求，我们

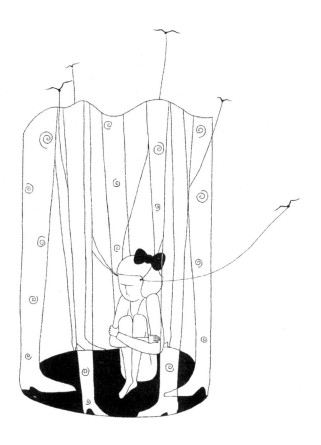

　　在团体和社交场合中，自卑者倾向于少言寡语，并且很少主动
脱离令人不快的人际关系和友谊。自卑让我们感到彻底的不安全、不
自信，以及在社交中不受欢迎，这种无助、无奈、"聊胜于无"的心
态，会让我们感到权利遭到极大的剥夺，变得优柔寡断、缺乏自信。

也不会多付出。这种动态体现在我们的几乎每一个人际关系中，自卑的时候，我们对别人的要求很少，所以，从他们那里实际得到的东西也不会多。

一旦人际关系已经确立，改变这种动态就有了难度，因为从本质上讲，我们是在某些特定的假设和预期生效之后"改变交易条款"，所以，我们在为新的友谊和浪漫关系设定期望时，一定要高度重视。博面临的挑战是，找出值得维持的朋友，想办法改变"交易"条款，以便从那些确实关心他的人那里享受更多的互惠和相互支持，消除自卑和那些实际上不关心他的人所带来的持续伤害。

40岁的格拉迪丝是个乳腺癌幸存者，她是自卑者的又一个例子。与博的情况不同，她的自卑不是长期的习惯，而是近年来承受的可怕的情感冲击的结果。几年前，没有任何事先警告，格拉迪丝的丈夫在她接受化疗时离开了她，更加卑鄙残忍的是，在格拉迪丝双乳切除出院时，她的丈夫让别人等在医院外面，把离婚协议书交给了她。

尽管格拉迪丝的身体已经从癌症、化疗、双乳切除和一系列的重建手术中恢复，但她的自尊就没有这么幸运。她从来没有摆脱生病时被丈夫抛弃带来的打击，当我遇到格拉迪丝时，尽管她是一个战士，是高中时夺得无数奖牌和奖杯的田径运动员，是离婚后成功创业的网络设计师，但是，我还是能够看出，她是经历过可怕疾病的幸存者，而且她表现得有些胆小，没有安全感，非常优柔寡断，缺乏自信。

格拉迪丝并不缺少好朋友（其中许多人是乳腺癌幸存者），但她离婚后再没有尝试过一次约会，尤其是因为她在家里工作，很少有机会遇到符合条件的人。当她的自卑终于影响到其生意和收入时，她终于决定进行心理治疗。

"我从来没有非常自信的时候，但是，丈夫离开后，我变得更糟糕，我的生意受到影响，因为我经常得不到我应得的报酬，还被说服付出很多额外的劳动，我只是不太擅长向别人提要求。我尝试过，但他们会欺负我，向我施加压力，我最后总是屈服。"格拉迪丝说，她最大的客户也是最坏的罪犯，尽管她已经提供了巨额的优惠和折扣，但客户不停地要求更多。格拉迪丝担心，拒绝客户的请求，就会刺激他们另请高明，这将给她的财务带来显著的影响和损失。

就像博觉得他没有空间去要求朋友或设置他的友谊界限一样，在生意方面，格拉迪丝觉得太没有安全感和不自信。他们都相信，他们的自卑是其性格和属性的准确反映，所以，他们基本上是"得到了自己应得的"。他们缺乏自信和骨气，其直接原因是情绪免疫系统的脆弱致使他们相信，自己的任何行为只会带来难以忍受的伤害、拒绝和灾难。

如何治疗自卑造成的心理创伤

我们的自尊经常是波动的，甚至通常具有较高自尊的人，也会有几天自我感觉差劲的时候，但这种短暂的低潮很少需要情绪急救，因为它们恢复得相当迅速。然而，如果我们的自尊时常低迷，或者觉得无法站出来维护自己，或者不能为那些对我们不好或不尊重的朋友和家人设定限制时，我们就需要治疗心理创伤，提高自尊。

本章中的疗法，目的是帮助我们"止血"，并走上提升自我价值之路。但是，深入彻底地改善自尊，需要时间和大量的精力。较高的自尊本质上是较好处理我们的生活和人际关系的结果。将本章的疗法内化并加以运用，并不能在一夜之间改变我们的自尊心，但可以随着时间的推移加强我们的自尊，使之更为稳定。因此，除了实现最初的情绪缓解，以下疗法应该每日使用并养成习惯。让我们打开心理药箱，检视提供给我们的治疗方案。

一般治疗原则

自卑会削弱我们的情绪免疫系统，造成三种心理创伤：使我们更容易受到心理伤害；让我们对积极反馈和情绪的营养素不屑一顾；使我们优柔寡断、缺乏自信、感到权利被剥夺。本章中所建议的 5 种疗法，目的是纠正自我批判的习惯和消极的自体感受，特别是在自尊受到打击或压力增加的情况下。

以下疗法是按照施用的顺序排列的。疗法 A（自我同情）帮助避免自我批判思维，防止损害已经脆弱的情感免疫系统。疗法 B（识别和确认优势）和疗法 C（增加对赞扬的容忍）侧重于识别、确认和重新展现自己被忽视或边缘化的优势、素质和能力。疗法 D（提高个人能力）和疗法 E（加强自我控制），专注于重建自尊和力量感。在本章的最后，说明了应该咨询心理健康专家的时机。

疗法 A：采用自我同情，压制脑海中自我批评的声音

想象一下你看到了这样的场面：习惯情感虐待的父母训斥考得不好的孩子。父母用言语攻击孩子，嘲笑他，狠狠地贬低他，丝毫没有同情和支持，而孩子的表情非常悲伤，接受着一记又一记的情感打击。我们大多数人会觉得这样的场景非常令人痛心（尤其对于和这样的父母一起生活过的人而言），我们会立即发誓，永远不会以这种残忍和破坏性的方式虐待自己的孩子。

然而，当我们自卑的时候，这正是我们如何对待自己的写照。我们会因各种错误、失败和拒绝而责怪自己，并以最严苛的方式进行自我惩罚。我们称自己为"失败者"和"白痴"，给自己严厉的"教训"，在脑海中重播不愉快的场景，反刍我们的不足之处和缺点。换言之，比起情感虐待孩子的父母，我们对待自己的态度更加糟糕。当我发现我的病人心中上演自我批判的戏码时，会立刻给他们指出来，他们一般都会迅速做出反应："我知道不应该这样苛责自己，但是——"，然后他们会试图证明为什么要这样自我虐待。然而，当我问他们会不会以同样的方式对待他们的孩子、配偶或者他们的朋友时，他们会用吓坏了的表情看着我，因为如果这样做了，后果将是不可想象的。

自卑的时候，这种双重标准是个陷阱，我们很容易掉进去。理性会抛弃我们，而我们则挣扎着说服自己，如果我们避免对别人说所谓"冒犯"的话，他们也会对我们彬彬有礼。自我同情的第一步，需要我们接受一个最简单、最基本的事实：当我们的情绪免疫系统脆弱时，我们应该尽量加强它，而不是更进一步摧毁

它。要清除我们头脑中情感虐待的声音，采取更亲切、更有帮助的态度来对待自己。

当我第一次对自卑者阐明自我同情的概念时，他们常常表现出愤怒。他们担心，如果关闭了自我惩罚的想法，替换为舒缓和富有同情心的方式，会让自己变得"懈怠"，表现更差，进一步降低自尊，因此更容易受到伤害。但这种担心是毫无根据的，因为研究表明，结果恰恰相反。实行自我同情，实际上增强了我们的情感免疫系统。一项研究发现，自我同情会缓解大学生的思乡之情、抑郁和常见的不满情绪，在其他情况下，实行自我同情的个人，分居或离婚后的心情恢复更快，从失败或遭拒绝的经历中恢复的速度也更快。

尽管采用自我同情的方法具有显而易见的好处，但当我们自卑时，要做到这一点也具有一定的挑战性，因为我们非常不熟悉该方法的思维模式，可能会因此出现不适甚至焦虑。所以，我们要下决心驱除脑海中不断"播放"的自我批判之声，一旦接受了这种疗法，我们对安慰和同情的需要就远远超过了情感虐待。不妨尝试下面的练习。

自我同情的练习

完成三次下列书面练习，每次描述一件往事（如果可能的话，至少包括一件最近发生的事），试着每天写下一个事件，在连续三天内完成练习。

1. 我们都经历过失败、尴尬、羞辱或拒绝，并因此进行过自我批判，导致自我评价低下。请写出一件这样的往事，描绘一下具体细节和你的感受。

2. 请想象一下，以上的事件发生在一位亲爱的朋友或亲密的家庭成员身上，结果他或她为此觉得非常难过。请描述一下此人会有何种体验和反应。

3. 你不愿看到这个人遭受感情痛苦，你决定给他或她写一封安慰信。请在信中表达你的好意、理解和对其经历的同情和关注，并提醒对方，他或她是值得同情和支持的。

4. 现在，再次描述你对该事件的体验和感受，但是这一次，尽可能地做到客观，杜绝指责或消极的判断。例如，你可能会注意到，你的约会对象从来不会给你回电话，虽然这是事实，但这并不说明你的对象认为你是个失败者，因为这样讲带着指责，并不客观。又如，你在介绍产品时犯了错误，但是，这并非一定是同事不尊重你的原因，因为，当你自卑时，无论你怎么观察他们的反应，都会产生过于消极的误读。

治疗摘要：自我同情

用法用量：应用本疗法 3 天以上，并定期重复，直到自我同情变得根深蒂固，成为一种自动的反应。

疗　　效：提高情绪弹性，减少情绪的脆弱性和自我批评。

次要疗效：减少对积极反馈的阻挡。

疗法 B：找出并肯定自己的长处

对于自卑的南方绅士博而言，根本没有必要完全否认积极的肯定。虽然积极的肯定可能伤害自卑者，但经过调整，很多积极的肯定能够变得容易消化（例如，在犯错之后，要肯定自己采取行动的需要）。博曾经不知道是否应该完全摒除积极肯定，但他同意去适应那些以行动为导向的观点，如"当我借给别人钱，对方不还的做法远比我请他还钱要粗鲁得多"，以及"当朋友惹我不高兴，我有权说出来"。

即是说，利用积极肯定的更有效方式是，借助自我肯定来识别和确认你已经知道自己具备的有价值和重要的方面，如诚信、忠诚和职业道德（而积极肯定则有可能肯定了我们想要拥有但不相信自己已经具备的品质）等。要提醒自己，我们具备重要的价值，以便随时提升自尊，使我们更不容易受到拒绝或失败的打击。

自我肯定的另一个优点是，即使自我肯定的品质与现状完全无关，也会对我们有利。举例来说，如果我们因为没有得到晋升而觉得受伤，则没有必要为了感觉好过而肯定我们作为雇员的价值（在当时这样想是非常勉强的），相反，我们可以肯定自己是很好的父母或伟大的配偶、体贴的朋友或优秀的裁缝、好哥哥或者了不起的听众，这些肯定足以让我们在没有得到想要的提升的情况下走过老板办公室时自我感觉好很多。

理想情况下，我们应该在任何可能打击我们的自尊的状况发生之前就练习自我肯定（如考试、面试前）。因此，最好定期进行这样的练习，因为我们不能预测此类事件何时出现，但即使如此，事后的练习也是非常有价值的。

自我肯定的练习

请尽量定期进行以下书面练习（最好是每周甚至每天都练习）。每当面临压力加剧（如税务会计到了报税季、在校大学生到了期末考试）或对自尊构成潜在威胁（如申请学校或工作职位）的情况，这些练习尤为重要，因为我们的自尊可能变得最为脆弱。请准备两张空白纸张。

1. 在第一张纸上，写下你的重要特质和才能，包括那些对你具有重要意义的成就，至少写出 10 项，越多越好。

2. 如果在思考第 1 题的时候，你出现了消极（例如，"我的老板认为我是个差劲的员工"）、批判（例如，"我是个失败者"）或自嘲（例如，"我擅长什么呢？让我们来看看，有午睡……还有，我还是呼吸冠军！"）的想法，把它们写在第二张纸上。

3. 从第一张纸上选出对你特别有意义的项目，针对每一个项目写一篇短文（至少一个段落），阐明为什么这个特质、成就或经验对你是有意义的，你希望它在你的生活中会起到什么样的作用。

4. 作文完成后，拿起第二张纸，把它揉成一个球，扔进它的归属地——垃圾堆。

5. 在随后的日子里，从你的积极的特质列表中选择其他项目，针对它们写下你的体会，最好是每天都写，直到把清单上的每一项都分析过一遍为止。此外，你可以随意往清单中添加项目并加以分析和评论。

治疗摘要：寻找和肯定自己的优势

用法用量：应用本疗法，直到初步完成清单上的项目为止，
当你的自尊有遭到压力打击的危险时，重复使用
本疗法。

疗　　效：提高情绪的弹性，减少情绪的脆弱性，并减少权
利被剥夺的感觉。

次要疗效：减少对积极反馈的阻挡，减少自我批评。

疗法 C：提升你对赞扬的宽容

自卑使我们难以接受他人尤其是我们的亲人的赞扬和积极的
反馈，并利用这种沟通来重建我们的自尊。相反，消极的反馈会
让我们觉得更自在，因为它们会进一步证明我们认为自己一无是
处是正确的。

有些人能够意识到，正是这种对赞扬有意或无意的抗拒，使
他们不喜欢收到别人的积极反馈，但很多人却意识不到。在与我
们的爱人相处时，这种无意的抗拒尤其会带来巨大的麻烦，它不
仅会回绝他们积极的沟通，还会采取退缩的姿态，贬损自己与他
们的关系。我要指出的是，虽然许多相关研究的对象是大学生和
年轻的成年人，但根据我的经验，夫妻在长期的生活中，一方或
双方都深知对方何时会抗拒自己的赞扬，因而他们就会克制向抗
拒的人发出积极的反馈。当然，这样只会让自卑的一方更加自卑，

如果那个最了解我们的人都减少了对我们的赞扬和正面肯定，建立自我价值感就更无从谈起。

从积极的方面来看，针对所有年龄段的受试者的若干研究证明，通过自我肯定与伴侣相关的自我价值，就能提升我们的"关系自尊"，这样做会让我们更加愿意接受配偶的赞扬，使我们不太可能拒绝或回绝他们。肯定自己作为伴侣的价值，不仅让我们自我感觉更好（通过提升自尊），还会让我们更加了解配偶甚至我们的关系本身。

提高对赞扬的宽容的练习

以下书面练习应该定期完成（如有可能，每周进行一次或一次以上）。

1. 请回想你的伴侣、家庭成员或朋友过去对你表达欣赏或喜欢的情景，他们认可了你的哪些品质，或者你给他们留下了哪些深刻的印象。描述这一事件，并解释为什么对方会对你做出积极评价。

2. 这种品质或行为对你意味着什么？

3. 具有这种品质或行为，对你的人际关系和友谊有何好处？

4. 该品质或行为对你的生活还有什么其他帮助？

治疗摘要：提高对赞扬的宽容

用法用量：定期应用本疗法，直到你变得更愿意接受赞扬，确保当你的自尊遇到打击时重复本疗法。

疗　　效：减少对积极反馈的抗拒，提高人际关系中的自我评价。

次要疗效：提高情绪的弹性，减少情绪的脆弱性，并最大限
度地减少权利被剥夺的感觉。

疗法 D：提升你的个人力量

大部分承诺帮助我们提升个人力量的文章、书籍和方法，都
没有意识到其思维方式的一个关键缺陷——个人力量并非一种感
觉，而是我们切实拥有的东西。当然，读过一本关于改善婚姻关
系的书籍后，我们可能觉得精神振作，充满力量，然而，除非我
们能够主动与伴侣进行建设性的对话，并创造实际的变化，否
则，我们的个人力量并没有提升。为了改善自尊，必须在生活的
各个领域体现出个人力量，包括人际关系、社会、专业、公民生
活甚至消费等方面。

将自卑转化为坚定又自信，听起来像是一个艰巨的任务，但
总有某个方面的优势是我们可以利用的。通过在生活中的某个领
域表现出自信，从而可以在其他领域也获得个人力量。明智地选
择战场，从小事和简单的事情做起，就会像滚雪球一样迅速积累
个人力量，因为即使很小的胜利也会显著推动我们的自尊心，让
我们自觉更加强大和自信。

问题解决之后，很多人都会有"自信满满"的感觉，比如说，
经过几个月的沟通，某个客服代表终于毫无怨言地满足了我们的
要求（如成功地退还了我们的货款）。

因为个人力量的成功会鼓励我们从一个胜利走向另一个胜

利，我们需要找出这样一个领域，既要让自己的自信能够成功表现，还要在发生失败时易于管理。最好的办法是先收集尽可能多的信息，了解如何实现我们的目标，深思熟虑制定策略和计划。然后，我们就可以开始练习低风险情况下的自信行动，一旦采取行动，我们的技能、方法和技巧必然会得到提高。

识别自信选项的练习

1. 生活的哪些方面往往会让你感到沮丧？包括社区生活、工作生活、家庭和个人生活、社会生活和消费生活等等，每个领域至少举出三个例子。以婚姻生活为例，你可能会不满意配偶的个人习惯、你们之间的分工、伴侣的沟通风格或其育儿方式。

2. 根据成功的可能性和失败后易于管理的程度给你列出的项目打分。例如，博决定，要求朋友蒂莫西还给他借走的2000美元，因为蒂莫西曾经承诺三个月内还钱，现在一年已经过去了却还不见动静。蒂莫西是博的"最不亲近的"朋友，博认为自己有理由冒着牺牲友谊的危险，与蒂莫西讨论此事。对于客户希望免费的几个"网页更改"，格拉迪丝决定和他们讨论是否应该收费，她认为，如果她坚持对这几个地方收费，还不至于刺激客户放弃合作。

　　以上清单是你练习自信行动、实现个人力量的总体规划蓝本。确定了优先目标之后，你就应该考虑还需要哪些额外信息或特定技能来帮助自己成功实现目标，同时还要规划好你的战略。

信息收集和战略规划

为了最大限度地提高我们实现每一个目标的机会，需要考虑如何向相关的人物或事物发起挑战。换言之，我们要了解相关人物的优先目标和思维方式，任何相关企业、公司或当地政府的投诉管理系统，或者工作场所的政策、等级和人力资源等情况。

比如，我请博和格拉迪丝站在别人的视角描述现状，以便了解对方的思维方式。博说，蒂莫西一直有点嫉妒他的收入，因为他赚得比蒂莫西多很多。博假定蒂莫西觉得他有权借钱，因为博能够负担得起，所以，蒂莫西不急着还钱。博表示，蒂莫西每个星期都会花几百美元出去玩，因此他一定有能力还钱，哪怕是一个月还几百美元也可以。格拉迪丝告诉我，她的客户希望对他们的网站的一些小地方进行重新设计，所以，除非有绝对必要，他们不太可能货比三家，寻找一个全新的网页设计师。

此外，还有其他类型的信息收集，例如，如果我们对某个同事不满，不妨找出可以利用的人脉；发现马路上缺少停车标志，应该知道打什么电话投诉；手机扣费出现问题，就去找通讯公司的相关负责人（大多数客服代表只有权处理少量金额的费用纠纷）；在要求孩子晚上做家务之前，先问问他们第二天是否有考试或测验。

一旦收集到必要的信息，就需要制定行动计划，并且预测计划的实施效果。例如，如何才能不含有指责或敌意地询问朋友，为什么她没有给我们回电话（因为即使我们为此很生气，指责也是没有建设性的行为）；如何向配偶抱怨，才能让他不进入戒备状态（因为即使我们有权利恼火，当我们表现出愤怒时，配偶也不会有好的回应）；我们可能需要选择最好的时间和场合来询问某位同事为什么不在团队合作时支持我们，我们需要谨慎考虑这样做的目的（例如，不仅是为了发泄挫败感，更重要的是建议对方在接下来的协作中弥补疏漏）。

实践、耐心和毅力

实现个人力量是一个过程，不能一蹴而就。我们必须做好心理准备，因为并非所有的努力都会产生立竿见影的效果，我们需要坚持实践我们的技能，熟练我们的工具，直到能够有效而持之以恒地使用它们。在一个社交聚会上，博第一次尝试和蒂莫西沟通，却以失败告终，因为蒂莫西表示等晚上再聊，而到了晚上又说自己太累了。博知道他需要创造机会与蒂莫西好好谈谈，他必须防止蒂莫西做出任何企图打断谈话的行为。

当格拉迪丝终于拨通客户的电话，与其讨论他们希望她免费做的额外工作时，对方根本不给她说话的机会，而是一味保证这些工作不会耗费她太多时间，结果，格拉迪丝非常沮丧。但她很快便想到了一个好办法——给客户发电子邮件，因为这样他们就无法打断她了，她可以完整和坚决地表达自己的想法。

实践、耐心和毅力是发展个人力量的关键因素。只要我们敢于开口清楚地表明看法，就能评估自己的优势和劣势，并了解还需要哪些技能和工具，每个挫折也都能教会我们如何设计更为有效的计划。博决定制定一份可管理的催款时间表，并把它和回邮信封一起寄给蒂莫西。在信中，博只是就事论事，并没有指责。

结果，蒂莫西不得不向博道歉并寄回了首付款的支票。格拉迪丝则继续用电子邮件与客户沟通，直到她得到额外工作的报酬为止。

虽然博和格拉迪丝都尝到了成功的甜头，但他们的胜利只是走向自尊的第一步。在接下来的一年中，博继续"清理"不合格的老朋友，而且交到了更加忠诚和支持自己的新朋友。格拉迪丝制定了严格的费用标准，分发给所有客户，直到他们同意，她才开始工作。随着时间的推移，她的自尊不断提升，她觉得自己可以开始约会了。虽然她并没有在浪漫关系方面努力提高自尊，但作为一个商人，她建立了自我价值感，提振了信心，所以，在感情等个人生活领域，她会觉得更加游刃有余。

一旦我们解决了清单上的第一个项目，并取得了成功，就应该借助得到提升的自尊，转向下一个项目，以期尽快取得新的成功。虽然需要一段时间才能增强情绪免疫系统的功能，使其更加有效地发挥作用，但我们不断取得的小规模成功，如获得加薪或晋升、解决与朋友的冲突、解决伴侣和家人间的问题、成为满意的消费者等等，这些都十分有助于加强我们的自尊和改善我们的总体生活质量。

治疗摘要：提升个人能力

用法用量：如有可能，在生活的不同领域应用本疗法（包括家庭和工作生活、友谊、消费和社区等领域）并加以重复，直到完成你的清单上的项目为止，并在必要时添加新的项目。

疗　　效：提高自信和力量感，消除懦弱，展示个人能力。

次要疗效：提高情绪的韧性和自尊的整体水平，改善情感脆弱。

疗法 E：提高自我控制的能力

展现自我控制的能力和意志力，有助于提高个人力量并帮助我们朝着自己的目标奋发努力，而且，这两者对提升自尊极为有利。虽然很多人认为意志力是一种稳定的性格特征或能力（即，我们要么具备坚强的毅力，要么不具备），但自我控制其实更像是可以进行锻炼的肌肉功能。因此，我们可以通过锻炼加强意志力，明智地运用它来提升我们的自尊。

锻炼自我控制力的关键是要知道，自我控制力也会像肌肉一样感到疲劳。有些人的意志力或许强过其他人，但即使是最健壮的意志力"肌肉"也会疲倦，在过度劳累时变得无效。此外，这种肌肉也有使用范围的限制，如果条件不适当，可能更容易引起它的疲劳和失效。例如，如果整天把精力放在和暴君老板明争暗斗上，那么等到下班回家，我们的意志力就会耗尽，变得茶饭不思或者暴饮暴食。

更为复杂的是，情感能量好比水库中的水，是有一定限量的，它不仅是意志力的燃料，而且也是其他复杂的心理功能如选择和决定等的驱动力。这些看似不相干的心理功能会一点一点地消磨我们的意志、削弱我们的自我控制能力。例如，当我们花了一天时间为拍照片选择服装和造型之后，可能会发现自己当天不再有意志力去健身房锻炼。事实上，当有限的情感能量被意志力耗尽之后，自我控制能力往往无法继续有效地发挥作用。

为了最大限度地提高意志力的有效性，并利用它来提升自尊，我们需要做三件事：加强基本的意志力"肌肉"；管理为自我控制力提供燃料的情感能量资源，使其不致枯竭；尽量减少存在于我们身边的很多诱惑的影响。

为你的意志力肌肉添加力量

作为一种普通"肌肉"，意志力肌肉的缺点是，如果在一个领域发挥了意志力，那么在另一个领域，意志力就会出现疲劳，难以发挥作用。但这种"限制"也有积极的一面。通过在微不足道的领域练习自我控制的行为，就可以增强意志力肌肉在更有意义和更重要的领域的力量和耐力。科学家们研究过一些"意志力训练"的方式，包括专注于我们的姿势（无精打采者的福音），避免说诅咒的话（对唠叨的人更有效），避免吃甜食、饼干或蛋糕（如果你有龋齿，可以一举两得），每天玩两次握力器（握力器很便宜，可在体育用品商店找到），而我觉得最有效的方法是使用我们的非优势手（右利手用左手，左利手用右手）。

执行任何需要我们抑制自然习惯（例如，无精打采、使用惯用手、诅咒、吃甜食、觉得累了就停止玩握力器等等）的任务，可以有效地训练意志力（至少要坚持 4 到 8 周）。各种研究也曾推荐过这样的练习，它们有助于吸烟者戒烟、易怒者控制怒气、购物狂改变消费习惯等。

锻炼意志力的练习

　　每天上午 8:00 到下午 6:00，使用你的非优势手，坚持 4

到 8 周（时间越长越好），根据你的日程安排需要（例如，你需要上夜班或者每天在中午起床），相应地调整练习时间，每天尽可能多地用非优势手做事，包括刷牙、开门、使用电脑鼠标、喝饮料（热饮除外，因为液体可能溢出并引起灼伤）、携带物品（婴儿和易碎物除外）、搅拌、梳理头发、使用叉子（在你不使用刀的时候）、移动物体（易碎品除外）等你通常用惯用手做的事情。

如果你的左右手都很灵活：请采用姿势改善练习。监控你的身体姿势，在上午 8:00 至下午 6:00 之间（根据需要适当调整练习时间），尽可能保持坐直或站直的姿态，避免懒散，不要躺着、歪着或斜靠在桌子上。

确保你的油箱燃料充足

我们的意志力肌肉（与其他认知肌肉和物理肌肉一样）需要的最重要的燃料之一就是葡萄糖。科学家们早已知道，血糖水平低会影响意志力和自制力等心理功能的发挥（而诸如洗碗等自觉自动的行为不会受影响）。在一项研究中，先让受试者进行各种心理练习，消耗其大脑的葡萄糖水平，然后给他们喝一杯柠檬水，一半的受试者喝的柠檬水里面加了糖，另一半的柠檬水只加了人工甜味剂（与糖的味道相似，但不含葡萄糖）。15 分钟后（足以让身体完全吸收饮料的成分），喝掉加糖柠檬水的人很快从心理疲劳中恢复，而且在意志力测试中表现得明显优于喝加了人工甜味剂柠檬水的受试者。

总之，为了更好地发挥意志力，我们体内的葡萄糖浓度需要达到最佳水平。如果在缺乏热量摄入的情况下进行自我控制，会使我们的血糖水平低于最佳标准，结果反而会削弱我们的意志力。睡眠和休息也对我们意志力发挥有很大的影响，疲倦或缺乏睡眠会对自控能力的展示造成严重的损害。

避免诱惑，在无法避免时管理它们

一般人每天会花三四个小时使用某种形式的意志力。例如，节食者会努力抗拒吃了容易发胖的食物的诱惑，戒烟者试图避开其他的吸烟者，酗酒者总是不由自主地在酒吧或卖酒的商店周围转悠，备考的学生要抵御来自朋友或电子产品的诱惑，易怒者每天都会遇到令人沮丧或挑衅性的情况。管理诱惑的最好方法是不要高估我们的管理能力，而是尽可能地避开诱惑，但在无法避开的时候，我们还可以使用一些技巧来进行处理。

用大脑的一半对付另一半

我们的大脑使用不同的系统来处理奖励和风险。当面对诱惑时，奖励系统（快去！）就能战胜风险评估系统（别去！）。虽然在这样的情况下，我们不能降低自己对诱惑的渴望度，但可以提升风险评估系统的警告级别。举例来说，如果我们试图戒酒，在参加晚宴时发现有酒，不妨提醒自己上一次喝酒之后把事情搞得乱七八糟的教训。我们可以想象，假如纵容酒精回到我们的生活之中，自己会多么的后悔；而如果成功抵御诱惑，第二天我们一定会感谢自己。我们可以想想上一次酒瘾发作时配偶脸上的表情和朋友眼中的失望，以及我们戒酒的初衷。为了提高警戒级别，我们可以提前准备一张清单，把需要抵御的诱惑列出来，给我们足够的时间准备，以便在紧急情况下战胜它们。

将损失降至最低

在士气极端低落时，很多人会屈从于诱惑。诸如"我的烟瘾发作了"或"我毁掉了节食计划"等想法，除了让我们更沉迷之外，别无其他用处。毕竟，既然已经破坏了节食计划，不如吃个痛快，因为我们将不得不从头再来。

所以，在意志力下降时，一定要格外小心，不能让诱惑得逞，应该及时恢复我们的意志力。

避免触发坏习惯

我们的许多坏习惯都会在特定的条件下触发。例如，在一项研究中，研究人员给电影观众一些陈旧的爆米花，当他们坐下来看电影时，吃掉的陈旧爆米花和平时看电影吃掉的新鲜爆米花一样多，但是，当研究人员给受试者一样的陈旧爆米花，让他们在会议室看音乐视频时，他们几乎没有碰过那些爆米花。我们的习惯总是有其独特的触发条件，如在喝啤酒时不自觉地点燃香烟，和某些朋友在一起时吸软性毒品，坐在沙发上看电视时咬指甲等等。如果我们想改变生活习惯，就要避免相关的触发条件，至少要等到新的习惯变得根深蒂固时再说。遗憾的是，为了实现这些目标，我们可能不得不暂时戒掉啤酒，不接触吸毒的朋友（但这并不是个坏主意），或者在厨房里用笔记本电脑看电视。

运用正念观想各种冲动和渴望

通过正念冥想来观察我们的感觉而不做出判断，仿佛我们的头脑中住着一位人类学家一样。我们要表现得像冷眼旁观的局外人，只是注意到自己的情绪和感觉，但不要纠缠于它们、屈服于它们的影响。赌徒鲁迪有输光父母财产的危险，过大的工作压力吞噬了他的意志力，使他难以抗拒赌博的冲动，我建议鲁迪采用正念观想的方法进行治疗，不仅因为它是一种有效的压力管理方案，而且，某些正念练习能够极为有效地管理我们的渴望和冲动（包括赌博的冲动）。

学习如何管理我们的渴望时，我们必须首先接受这样的观念：这些冲动，无论它们原本多么强烈，都会随着时间而消退。我指导鲁迪进行了以下的练习："放松，专注于你的呼吸，如果愿意，可以闭上眼睛。把赌博的冲动想象成朝你涌过来的波浪，假设你是一个外星人，正在观察人类的行为（鲁迪是个科幻爱好者）。将你的冲动可视化，把它们假设为地震，把你自己想象成一个测定地震等级的仪器，随着震波袭来，你身上的读数也在震荡起伏。请注意，当震波增强和减弱的时候，观察你身体不同部位的感觉。以这种方式持续监控你的生理反应，跟踪冲动的此起彼伏，直到它最终平息下来，像每次地震都会过去一样。"

专注于我们的呼吸，把冲动的强度变成可视化的读数，并且观察身体的感觉，可以帮助我们安然度过"地震"，抵御各种渴望、冲动和诱惑。请在不能完全控制自己的冲动时练习该技术，这样可以在我们有能力的时候更加顺利地运用它控制冲动。幸运的是，通过坚持数周的每日正念练习，鲁迪已经成功抵御了工作压力导致的赌博冲动，因为当冲动袭来时，他已经做好了充分准备，他把当时的情况描述为"短暂的一触即发"。他在抵抗冲动的过程中获得了自信，以至于有能力战胜自己曾经向其屈服过无数次的赌博欲望，这为提高他的自尊起到了巨大的推动作用。

治疗摘要：提高自我控制

用法用量：对于需要意志力和自我控制的目标，每天使用本疗法。

疗　　效：提高意志力和增强力量感，推动实现自我完善的目标并提高自尊。

何时咨询心理卫生专业人士

自尊是一种根深蒂固的心理结构，本章的疗法需要时间、精力和全面的投入才能产生显著的效果。如果你觉得自己无法使用它们，或者你已经投入了时间和精力运用它们，但一直未能提高自尊，那么，你应该考虑寻求心理健康专业人士的意见。

如果你的生活环境中存在着导致你自卑的因素（例如，你的老板或配偶对你情感虐待，或者虽然你已经很努力，但仍然难以找到工作），精神健康专家可以帮助你评估，判断你是否应该采取措施来改变现状（因为，如果你的自尊仍然"血流不止"，是很难重建它的）。最后，如果你感觉自尊受损严重，甚至导致你有伤害自己或他人的想法，请立刻寻求心理健康专业人士的帮助，或前往最近的急诊室。

最好的教育，需要成人心灵世界的觉醒。

扫码免费收听《父母的觉醒》有声书

结 论

||||||||||||

创建你自己的心理医疗箱

在人生的道路上，我们会遇到各种心理创伤。遗憾的是，到现在为止，我们很少运用意识和知识有效地对待它们。相反，我们倾向于要么完全不理会它们，要么进一步深化它们，使它们随着时间的推移在不知不觉中损害我们的心理健康。这本书中提到的疗法（它们都是基于心理专家目前的研究而总结出来的）是打造心理药箱的基本入门工具，相当于软膏、绷带和止痛药，当我们遇到情感和心理伤害时，首先需要用到它们。

然而，要成为自己的好医生，我们就要开发出属于自己的心理健康准则，努力将你的药箱个性化。虽然人们都会面对各种丧失、失败和拒绝，并且持续遭受其心理伤害，但伤口的严重程度和情绪急救的效果却会因人而异，就像治疗同样的身体疾病也会产生不同的疗效一样。例如，有很多非处方止痛药，我们可以用它们治疗头痛、背痛等常见疼痛，但很少把它们存放在家庭药箱里，而大量的实验告诉我们，某些牌子的止痛药可能比其他品牌更能医治我们的疼痛，所以，我们手头最好准备一些这样的止痛药。

同样，你可能会发现，本书中的某些情绪急救疗法，在你身上更加有效，抑或是某个具体的疗法在某些情况下最适合你，但在其他情况下却对别人更有效。注意到这样的事实，可以帮助你提升情绪急救技术，做出最优选择，让你的未来努力更加有效。

心理学是一门年轻的科学，不断会有新的治疗方法被人发现，旧的方法也在更新之中。话虽如此，但本书建议的疗法是基于正统的基本心理学和精神健康理论，它们是不可能被完全修改的。即使我们找到了治愈普通感冒的方法，如果在出现感冒症状时忽视了治疗，也有可能发展为更严重的呼吸系统疾病（如肺炎）。同样，即使我们发现了更有效地处理心理伤害的策略，如果在心理创伤出现时忽略治疗，就有可能给我们的心理健康、自尊和情感福祉造成永久的损害。因此，尽管在未来的某个时刻，我们的心理药箱的内容可能需要更新，但准备一个这样的药箱却是永远必要和有益的。

我真诚地希望大家能够将心理健康放在优先考虑的位置，并在日常实践中采取必要的措施进行加强和维护，使其尽早成为一种习惯，并融入生活的细节之中。教给我们的孩子如何运用情绪急救原则，可以对他们的生活和社交产生非凡的影响力。如果心理保健像今天的口腔卫生服务一样无处不在，在有生之年，我们将可以看到，新的一代将以前所未有的心理弹性和成熟来面对生活中的艰辛，并且能够迅速而彻底地从创伤中恢复，从而享受超过前人的幸福感和满足感。

如果你觉得这种观念似乎愚蠢而不切实际，那么，不妨想想那些竭力追求所谓"幸福"的人。他们中的大多数都忙于满足基本的需求，如食品、住房和生存等等，却忽视了自己是否快乐。也许我们在后代的眼中也是这样，他们将惊讶于我们对情绪急救技术的了解是如此的可怜，而我们对头脑和心灵的爱护却远不及对牙齿健康的关心。

当然，迄今为止，我们仍然缺少改善现状的资源和专业知识，我们一直无法革命性地大规模改变人们对心理健康和情感幸福的看法，但是，我们也不再受限。任何希望过上情绪健康和更幸福生活的人，只需要打开他或她的心理药箱，就能找到想要的方案。

致　谢

　　多年来，我一直在感叹心理科学日新月异的发展速度，同时也担心这门学科的各种发现会被人忽视，因为其前沿研究成果往往被掩埋在专业期刊之中，它们对一般人的日常生活影响并不显著，而且，尽管有许多可行的治疗方法，我们的心理创伤却被边缘化和忽略不顾。我经常抱怨说，比起关注心理健康，人们更重视口腔卫生，这并不是说我对口腔卫生有什么看法，我爱我的牙齿，我只是觉得现实有不对劲的地方，我们知道那么多关于刷牙和使用牙线的知识，却不清楚如何爱护自己的情感和心理健康。幸运的是，对于我的不断抱怨，有两个人决定做点什么，他们就是我的经纪人米歇尔·泰斯勒（Michelle Tessler），以及我的兄弟和同事吉尔·温奇博士（Dr. Gil Winch）。他们建议（更像是逼迫）我跟从自己在第一本书《嘎吱作响的车轮》中提出的建议，用建设性的行动来取代那些无益的抱怨。"写一本书！"他们说，"精简一下信息，告诉人们他们需要知道的东西！"所以，我照做了。当然，他们的工作并没有就此结束，因为他们的鼓励和支持无所不在。米歇尔·泰斯勒确实是一个了不起的经纪人，能和她共事，我十分幸运。我的孪生兄弟吉尔，每天都在向我表达他的爱、支持和激励，他一直是我的第一个读者和评论员，没有他，我不可能写出这本书。

我在哈德逊街出版社（Hudon Street Press）的编辑，卡罗琳·萨顿（Caroline Sutton）和布里特妮·罗斯（Brittney Ross），一直保持着热心和敏锐的品质，她们非常支持这个项目，是卡洛琳促使我为这本书制定了合适的大纲。她们提出的每一个建议都切中肯綮，她们的评论简练、实用，极具建设性。

我的读者们也投入了时间和精力，提出了大量的意见和建议，提高了本书的质量。我非常感谢玛雅·克莱恩（Maayan Klein）、耶尔·默克尔（Yael Merkel）和我亲爱的同事詹妮弗·霍弗特博士（Dr. Jennifer Hofert），他们提供了宝贵的专业观点。感谢理查德·莱夫（Richard Leff）、弗兰克·安德森（Frank Anderson）、詹姆斯·A.巴勒克拉夫（James A. Barraclough），尤其是丹尼·克莱恩（Danny Klein）奇妙有用、精心组织的建议。感谢杰西卡·赖克曼（Jessica Rackman）超越职责要求，在百忙之中抽出时间给出的逐页评论，它们很有见地、令人鼓舞，给了我一如既往的帮助。

我要感谢我的家人和好友，他们热情而有耐心地支持我。尤其要感谢他们在我写作本书的那几个月对我的容忍——那时，对他们的电话和短信，我往往只用一句"正在写作无法交谈"来打发。

我非常感激我的病人。在我的建议下，他们自愿尝试新的情绪急救疗法，为我提供了有用和具有启发性的反馈，他们对自己心理健康和情感福祉的坦诚、信任、努力和奉献态度让我感到深深的欣赏和尊重。在本书的案例中，我隐去了他们的真实姓名和身份信息——但你们知道我说的是谁，非常感激你们为我提供了实例。希望越来越多的读者能够学会如何进行情绪护理和急救，治愈我们的心理创伤，在生活的各个方面获得成长和改善。

原书注释

第一章　拒绝

5　But when psychologists investigated this very situation: K. D. Williams, "Ostracism," *Annual Review of Psychology* 28 (2007): 425-52.

6　when psychologists asked people to compare the pain of rejection: Ibid.; Z. Chen, K. D. Williams, J. Fitness, and N. C. Newton, "When hurt will not heal: Exploring the capacity to relive social and physical pain," *Psychological Science* 19 (2008): 789-95.

6　The answer lies in our evolutionary past: G. MacDonald and M. R. Leary, "Why does social exclusion hurt? The relationship between social and physical pain," *Psychology Bulletin* 131 (2005): 202-23.

6　brains developed an early- warning system: K. D. Williams and L. Zadro, "Ostracism: The indiscriminate early detection system," in *The Social Outcast: Ostracism, Social Exclusion, Rejection, and Bullying*, edited by K. D. Williams and W. Von Hippel (New York: Psychology Press, 2005), 19-34.

6　the very same brain regions get activated when we experience rejection: N. I. Eisenberger, M. D. Lieberman, and K. D. Williams, "Does rejection hurt? An fMRI study of social exclusion," *Science* 302 (2003): 290-92.

6 when scientists give people acetaminophen (Tylenol): N. C. DeWall, G. McDonald, G. D. Webster, C. L. Masten, R. F. Baumeister, C. Powell, D. Combs, D. R. Schurtz, T. F. Stillman, D. M. Tice, and N. L. Eisenberger, "Acetaminophen reduces social pain," *Psychological Science* 21 (2010): 931-37.

7 finding out the rejection wasn't even "real": L. Zadro, K. D. Williams, and R. Richardson, "How low can you go? Ostracism by a computer lowers belonging, control, self- esteem, and meaningful existence," *Journal of Experimental Social Psychology* 40 (2004): 560-67.

7 people who'd excluded them were members of the Ku Klux Klan: K. Gonsalkorale and K. D. Williams, "The KKK won't let me play: Ostracism even by a despised outgroup hurts," *European Journal of Social Psychology* 37 (2007): 1176-86.

7 replacing the cyberball with an animated cyberbomb: I. Van Beest, K. D. Williams, and E. Van Dijk, "Cyberbomb: Effects of being ostracized from a death game," *Group Processes and Intergroup Relations* (2011): 1-16.

8 Rejections impact our ability to use sound logic: R. F. Baumeister, J. M. Twenge, and C. K. Nuss, "Effects of social exclusion on cognitive processes: Anticipated aloneness reduces intelligent thought," *Journal of Personality and Social Psychology* 83 (2002): 817-27; R. F. Baumeister and C. N. DeWall, "Inner disruption following social exclusion: Reduced intelligent thought and self- regulation failure," in *The Social Outcast: Ostracism, Social Exclusion, Rejection, and Bullying*, edited by K. D. Williams and W. Von Hippel (New York: Psychology Press, 2005), 53-73.

8 Rejections often trigger anger and aggressive impulses: M. R.

Leary, J. M. Twenge, and E. Quinlivan, "Interpersonal rejection as a determinant of anger and aggression," *Personality and Social Psychology Review* 10 (2006): 111-32.

10   In 2001 the office of the surgeon general of the United States issued a report: Office of the Surgeon General 2001 *Youth Violence: A report of the Surgeon General, U.S. Department of Health and Human Services*. http://www.mentalhealth.org/youthviolence/default.asp.

10   also play a huge role in violence between romantic partners: G. W. Barnard, H. Vera, M. I. Vera, and G. Newman, "Till death do us part: A study of spouse murder," *Bulletin of the American Academy of Psychiatry and the Law* 10 (1982): 271-80.

10   Studies of school shootings: M. R. Leary, R. M. Kowalski, L. Smith, and S. Phillips, "Teasing, rejection, and violence: Case studies of the school shootings," *Aggressive Behavior* 29 (2003): 202-14.

10-11 In fact, the mere act of recalling a previous rejection: L. Vande-velde and M. Miyahara, "Impact of group rejections from a physical activity on physical self- esteem among university students," *Social Psychology of Education* 8 (2005): 65-81.

13   we are wired with a fundamental need to feel accepted by others: R. F. Baumeister and M. R. Leary, "The need to belong: Desire for interpersonal attachments as a fundamental human motivation," *Psychological Bulletin* 117 (1995): 497-529.

21   One aspect receiving increased attention from scientists: N. L. Penhaligon, W. R. Louis, and S. L. D. Restubog, "Emotional anguish at work: The mediating role of perceived rejection on workgroup mistreatment and affective outcomes," *Journal of Occupational Health Psychology* 14 (2009): 34-45.

23   One of the best ways to mitigate the hurt rejection causes: D. K.

Sherman and G. L. Cohen, "The psychology of self- defense: Self-affirmation theory," in *Advances in Experimental Social Psychology*, Vol. 38, edited by M. P. Zanna (San Diego, CA: Academic Press, 2006): 183-242.

28   In one study, even a brief exchange with a friendly experimenter: J. M. Twenge, L. Zhang, K. R. Catanese, B. Dolan- Pascoe, L. F. Lyche, and R. F. Baumeister, "Replenishing connectedness: Reminders of social activity reduce aggression after social exclusion," *British Journal of Social Psychology* 46 (2007): 205-24.

28   In another, instant messaging online with an unfamiliar peer: E. F. Gross, "Logging on, bouncing back: An experimental investigation of online communication following social exclusion," *Developmental Psychology* 45 (2009): 1787-93.

28   Estimating visceral and physical pain: N. L. Nordgren, K. Banas, and G. MacDonald, "Empathy gaps for social pain: Why people underestimate the pain of social suffering," *Journal of Personality and Social Psychology* 100 (2011): 120-28.

29   A recent and compelling study found that teachers: Ibid.

29   Seeking support from members of our group after being the target of discrimination: S. Noh and V. Kasper, "Perceived discrimination and depression: Moderating effects of coping, acculturation, and ethnic support," *American Journal of Public Health* 93 (2003): 232-38.

30   Cancer patients and those with other illnesses: S. E. Taylor, R. L. Falke, S. J. Shoptaw, and R. R. Lichtman, "Social support, support groups, and the cancer patient," *Journal of Consulting and Clinical Psychology* 54 (1986): 608-15.

31   Social snacking: W. L. Gardner, C. L. Pickett, and M. Knowles, "Social snacking and shielding: Using social symbols, selves,

and surrogates in the service of belonging needs," in *The Social Outcast: Ostracism, Social Exclusion, Rejection, and Bullying*, edited by K. D. Williams and W. Von Hippel (New York: Psychology Press, 2005), 227-42.

第二章 孤独

37 The 2010 U.S. Census: http://www.census.gov/newsroom/ releases/archives/families_households/cb10- 174.html.

38 What determines our loneliness is not the quantity of our relationships: J. T. Cacioppo and L. C. Hawkley, "People thinking about people: The vicious cycle of being a social outcast in one's own mind," in *The Social Outcast: Ostracism, Social Exclusion, Rejection, and Bullying*, edited by K. D. Williams and W. Von Hippel (New York: Psychology Press, 2005), 91-108.

38 it is also associated with clinical depression, suicidal thoughts: C. M. Masi, H. Chen, L. C. Hawkley, and J. T. Cacioppo, "A meta-analysis of interventions to reduce loneliness," *Personality and Social Psychology Review* 15(3) (2011): 219-66.

38 More important, loneliness has an alarming effect on our general health: Ibid.

38 otherwise healthy college students: S. D. Pressman, S. Cohen, G. E. Miller, A. Barkin, and B. Rabin, "Loneliness, social network size, and immune response to influenza vaccination in college freshmen," *Health Psychology*, 24(3) (2005): 297-306.

39 just as large a risk factor for our long- term physical health as cigarette smoking: J. Holt- Lunstad, T. B. Smith, and J. B. Layton, "Social relationships and mortality risk: A meta-analytic review," *Public Library of Science Medicine* 7 (2010): 1-20.

39 loneliness is contagious: J. T. Cacioppo, J. H. Fowler, and N. A. Christakis, "Alone in the crowd: The structure and spread of loneliness in a large social network," *Journal of Personality and Social Psychology* 97 (2009): 977-91.

41 Over 40 percent of adults will suffer from loneliness in their lifetime: L. C. Hawkley and J. T. Cacioppo, "Loneliness matters: A theoretical and empirical review of consequences and mechanisms," *Annals of Behavioral Medicine* 40 (2010): 218-27.

43-44 simply asking college students to recall a time in their life when they felt lonely: R. F. Baumeister, J. M. Twenge, and C. K. Nuss, "Effects of social exclusion on cognitive processes: Anticipated aloneness reduces intelligent thought," *Journal of Personality and Social Psychology* 83 (2002): 817-27.

44 Another study videotaped students as they interacted with a friend: S. Duck, K. Pond, and G. Leatham, "Loneliness and the evaluation of relational events," *Journal of Social and Personal Relationships* 11 (1994): 253-76.

44 lonely people are easily recognizable to others: K. J. Rotenberg and J. Kmill, "Perception of lonely and non- lonely persons as a function of individual differences in loneliness," *Journal of Social and Personal Relationships* 9 (1992): 325-30.

44 Lonely people are often seen as less attractive: S. Lau and G. E. Gruen, "The social stigma of loneliness: Effect of target person's and perceiver's sex," *Personality and Social Psychology Bulletin* 18 (1992): 182-89.

44 physical attractiveness provides no immunity: J. T. Cacioppo and L. C. Hawkley, "People thinking about people: The vicious cycle of being a social outcast in one's own mind," in *The Social Outcast: Ostracism, Social Exclusion, Rejection, and Bullying*, edited by K. D. Williams and W. Von Hippel (New

York: Psychology Press, 2005), 91-108.

46 loneliness also drives us into cycles of self- protection: Ibid.

62 The following three errors are the most important: N. Epley and E. M. Caruso, "Perspective taking: Misstepping into others' shoes," in *Handbook of Imagination and Mental Simulation*, edited by K. D. Markman, W. M. P. Klein, and J. A. Suhr (New York: Psychology Press, 2009) 295-309.

63 we typically give almost exclusive priority to whether we find the joke funny: Ibid.

63 sincere versus sarcastic phone messages: N. Eply, C. Morewedge, and B. Keysar, "Perspective taking as egocentric anchoring and adjustment," *Journal of Personality and Social Psychology* 87 (2004): 327-39.

64 Once we consider how this dynamic might play out in gift-giving scenarios: D. Lerouge and L. Warlop, "Why is it so hard to predict our partner's product preferences: The effects of target familiarity on prediction accuracy," *Journal of Consumer Research* 33 (2006): 393-402.

64 Unfortunately, it is the couple's very familiarity: W. B. Swann and M. J. Gill, "Confidence and accuracy in person perception: Do we know what we think we know about our relationship partners?" *Journal of Personality and Social Psychology* 73 (1997): 747-57.

65 Women should give men the space and leeway to express their thoughts: J. Flora and C. Segrin, "Affect and behavioral involvement in spousal complaints and compliments," *Journal of Family Psychology* 14 (000): 641-57.

67 Surveys of college students: S. H. Konrath, E. H. O'Brien, and C. Hsing, "Changes in dispositional empathy in American college students over time: A meta- analysis," *Personality and Social*

Psychology Review 15 (2011): 180-98.

71   The Internet allows us to connect to people: T. Fokkema and K. Knipscheer, "Escape loneliness by going digital: A quantitative and qualitative evaluation of a Dutch experiment in using ECT to overcome loneliness among older adults," *Aging and Mental Health* 11 (2007): 496-504.

72   online dating is now the second most common way couples meet: E. J. Finkel, P. W. Eastwick, B. R. Karney, H. T. Reis, and S. Sprecher, "Online dating: A critical analysis from the perspective of psychological science," *Psychological Science in the Public Interest* 13 (2012): 3-66.

72   Helping others reduces feelings of loneliness: M. Cattan, N. Kime, and M. Bagnall, "The use of telephone befriending in low level support for socially isolated older people-an evaluation," *Health and Social Care in the Community* 19 (2011): 198-206.

73   Those who spent time alone with a dog: M. R. Banks and W. A. Banks, "The effects of group and individual animal- assisted therapy on loneliness in residents of long- term care facilities," *Anthrozoos* 18 (2005): 396-408; interview with the study's author: http://www.slu.edu/readstory/more/6391.

第三章　丧失与精神创伤

76   a phenomenon known as post- traumatic growth: R. G. Tedeschi and L. G. Calhoun, "Posttraumatic growth: Conceptual foundations and empirical evidence," *Psychological Inquiry* 15 (2004):1-18.

78   We often move past the most acute stages of grief and adjustment after six months: J. M. Holland, J. M. Currier, and R. A. Neimeyer, "Meaning reconstruction in the first two years of bereavement: The role of sense- making and benefit- finding,"

Omega 53 (2006): 175-91.

80　The challenge of redefining ourselves: R. A. Neimeyer, "Restorying loss: Fostering growth in the posttraumatic narrative," in *Handbook of Posttraumatic Growth: Research and Practice*, edited by L. Calhoun and R. Tedeschi (Mahwah, NJ: Lawrence Erlbaum, 2006), 68-80.

81　loss and trauma can challenge our basic assumptions about the world: R. Janoff- Bulman and C. M. Frantz, "The impact of trauma on meaning: From meaningless world to meaningful life," in The *Transformation of Meaning in Psychological Therapies: Integrating Theory and Practice*, edited by M. Power and C. R. Brewin (Sussex, England: Wiley, 1997), 91-106.

82　Yet, the sooner we reconstruct our worldviews: Ibid.

87　Indeed, a wave of recent research has demonstrated that many of our most cherished notions . . . the five stages of grief: J. M. Holland and R. A. Neimeyer, "An examination of stage theory of grief among individuals bereaved by natural and violent causes: A meaning-oriented contribution," *Omega* 61 (2010): 103-20.

87　Specifically, the mere act of recalling an event changes our actual memory: see Jonah Lehrer's article from February 2012 in *Wired*: http://www.wired.com/magazine/2012/02/ff_forgettingpill/all/1.

87　there is no "right" way to cope with the aftermath of loss and trauma: M. D. Seery, R. C. Silver, E. A. Holman, W. A. Ence, and T. Q. Chu, "Expressing thoughts and feelings following a collective trauma: Immediate responses to 9/11 predict negative outcomes in a national sample," *Journal of Consulting and Clinical Psychology* 76 (2008): 657-67.

88　One online study began following over two thousand people in, as it happened, August 2001: Ibid.

94　Finding meaning was a crucial factor in recovery: L. C. Park, "Making sense of the meaning literature: An integrative review of meaning making and its effects on adjustment to stressful life events," *Psychological Bulletin* 136 (2010): 257-301.

95　Scientists who examined how people go about finding meaning: J. M. Holland, J. M. Currier, R. A. Neimeyer, "Meaning reconstruction in the first two years of bereavement: The role of sense- making and benefit- finding," *Omega* 53 (2006): 175-91.

97　Specifically, numerous studies demonstrate that asking ourselves why events happened: O. Ayduk and E. Kross, "From a distance: Implications of spontaneous self- distancing for adaptive self- reflection," *Journal of Personality and Social Psychology* 98 (2010): 809-29.

98　Rather than eliciting a sense of randomness: L. J. Kray, L. G. George, K. A. Liljenquist, A. D. Galinsky, P. E. Tetlock, and N. J. Roese, "From what might have been to what must have been: Counterfactual thinking creates meaning," *Journal of Personality and Social Psychology* 98 (2011): 106-18.

100　it is the real- world application of these benefits: S. E. Hobfoll, B. J. Hall, D. Canetti- Nisim, S. Galea, R. J. Johnson, and P. A. Palmieri, "Refining our understanding of traumatic growth in the face of terrorism: Moving from meaning cognitions to doing what is meaningful," *Applied Psychology: An International Review* 56 (2006): 345-66.

第四章　内疚

103　Studies estimate that people experience roughly two hours a day of mild guilt: R. F. Baumeister, H. T. Reis, and P. A. E. G. Delespaul, "Subjective and experimental correlates of guilt in daily life," *Personality and Social Psychology Bulletin* 21 (1995): 1256-68. 103 Indeed, guilt's primary function is to signal to us: Ibid.

105 Rather, unhealthy guilt occurs primarily in situations involving our relationships: R. F. Baumeister, A. M. Stillwell, and T. F. Heatherton, "Guilt: An interpersonal approach," *Psychological Bulletin* 115 (1994): 243-67.

105 we're much less skilled at rendering effective apologies: R. Fehr and M. J. Gelfand, "When apologies work: How matching apology components to victims' self- construals facilitates forgiveness," *Organizational Behavior and Human Decision Processes* 113 (2010): 37-50.

110 Guilt makes many of us experience mental and intellectual disruptions: M. J. A. Wohl, T. A. Pychyl, and S. H. Bennett, "I forgive myself, now I can study: How self- forgiveness for procrastinating can reduce future procrastination," *Personality and Individual Differences* 48 (2010): 803-8.

111 In one study involving regular college students: Y. Zemack- Rugar, J. R. Bettman, and G. J. Fitzsimons, "The effects of nonconsciously priming emotion concepts on behavior," *Journal of Personality and Social Psychology* 93 (2007): 927-39.

112 Some of us even resort to punishing ourselves: R. M. A. Nelissen, "Guilt- induced self- punishment as a sign of remorse," *Social Psychological and Personality Science* 3 (2012): 139-44.

112 people who were made to feel guilty by depriving a fellow student of lottery tickets: Ibid.

112 keep their hands submerged in freezing water: B. Bastian, J. Jetten, and F. Fasoli, "Cleansing the soul by hurting the flesh: The guilt-reducing effect of pain," *Psychological Science* 22 (2011): 334-35.

113 known as the *Dobby effect*: R. M. A. Nelissen and M. Zeelenberg, "When guilt evokes self- punishment: Evidence for the existence of a Dobby effect," *Emotion* 9 (2009): 118-22.

115 their most common theme is one of interpersonal neglect: R. F. Baumeister, A. M. Stillwell, and T. F. Heatherton, "Personal narratives about guilt: Role in action control and interpersonal relationships," *Basic and Applied Social Psychology* 17 (1995): 173-98.

116 In one survey, 33 percent of people indicated they felt resentful: Ibid.

120 The most effective way to treat unresolved guilt: C. E. Cryder, S. Springer, and C. K. Morewedge, "Guilty feelings, targeted actions," *Personality and Social Psychology Bulletin* 38 (2012): 607-18.

121 this simple transaction of apology and forgiveness goes awry: R. Fehr and M. J. Gelfand, "When apologies work: How matching apology components to victims' self- construals facilitates forgiveness," *Organizational Behavior and Human Decision Processes* 113 (2010): 37-50.

122 Scientists have discovered three additional components: Ibid.

129 self- forgiveness reduces feelings of guilt: J. H. Hall and F. D. Fincham, "Self- forgiveness: The stepchild of forgiveness research," *Journal of Social and Clinical Psychology* 24 (2005): 621-37.

129 people who forgave themselves for procrastinating: M. J. A. Wohl, T. A. Pychyl, and S. H. Bennett, "I forgive myself, now I can study: How self- forgiveness for procrastinating can reduce future procrastination," *Personality and Individual Differences* 48 (2010): 803-8.

133 Studies have found that both atonement and reparations: H. Xu,

L. Beue, and R. Shankland, "Guilt and guiltless: An integrative review," *Social and Personality Psychology Compass* 5 (2011): 440-57; J. J. Exline, B. L. Root, S. Yadavalli, A. M. Martin, and M. L. Fisher, "Reparative behaviors and self- forgiveness: Effects of a laboratory- based exercise," *Self and Identity* 10 (2011): 101-26.

第五章　反刍

142　linked to a wide range of threats to our psychological and physical health: for a review see S. Nolen- Hoeksema, B. E. Wisco, and S. Lyubomirsky, "Rethinking rumination," *Perspectives on Psychological Science* 3 (2008) 400-424.

144　Scientists asked regular people on a regular day to reflect: Ibid.

146　researchers gave college students at risk for depression: G. J. Haeffel, "When self- help is no help: Traditional cognitive skills training does not prevent depressive symptoms in people who ruminate," *Behaviour Research and Therapy* 28 (2010): 152-57.

148　Angry feelings activate our stress responses and our cardiovascular systems: B. J. Bushman, A. M. Bonacci, W. C. Pederson, E. A. Vasquez, and M. Norman, "Chewing on it can chew you up: Effects of rumination on triggered displaced aggression," *Journal of Personality and Social Psychology* 88 (2005): 969-83.

149　one study put people through a frustrating experience: Ibid.

149　Rumination involves such intense brooding: S. Nolen- Hoeksema, B. E. Wisco, and S. Lyubomirsky, "Rethinking rumination," *Perspectives on Psychological Science* 3 (2008): 400-424.

150　For example, women with strong ruminative tendencies: S. Lyubomirsky, F. Kasri, O. Chang, and I. Chung, "Ruminative response styles and delay of seeking diagnosis for breast cancer symptoms," *Journal of Social and Clinical Psychology* 25 (2006): 276-304.

150 Other studies found that cancer and coronary patients with ruminative tendencies: P. Aymanns, S. H. Filipp, and T. Klauer, "Family support and coping with cancer: Some determinants and adaptive correlates," *British Journal of Social Psychology* 34 (1995): 107-24.

154 the visual perspective we use when going over painful experiences: O. Ayduk and E. Kross, "From a distance: Implications of spontaneous self- distancing for adaptive self-reflection," *Journal of Personality and Social Psychology* 98 (2010): 809-29.

155 In addition, their blood pressure was less reactive: E. Kross and O. Ayduk, "Facilitating adaptive emotional analysis: Distinguishing distanced- analysis of depressive experiences from immersed-analysis and distraction," *Personality and Social Psychology Bulletin* 34 (2008): 924-38.

158 In now- classic experiments: D. M. Wegner, D. J. Schneider, S. R. Carter III, and T. L. White, "Paradoxical effects of thought suppression," *Journal of Personality and Social Psychology* 53 (1987): 5-13.

158 distraction has proven to be a far more effective weapon: S. Nolen-Hoeksema, B. E. Wisco, and S. Lyubomirsky, "Rethinking rumination," *Perspectives on Psychological Science* 3 (2008): 400-424.

159 imagining the layout of our local supermarket: Ibid.

161 the verdict of all such studies has been virtually unanimous: B. J. Bushman, "Does venting anger feed or extinguish the flame? Ca-tharsis, rumination, distraction, anger, and aggressive

responding," *Personality and Social Psychology Bulletin* 28 (2002): 724-31.

162 The most effective strategy for regulating emotions such as anger: O. P. John and J. J. Gross, "Healthy and unhealthy emotion regulation: Personality processes, individual differences, and lifespan development," *Journal of Personality* 72 (2004): 1301-33.

165 A series of recent studies examined the power of prayer: R. H. Bremner, S. L. Koole, and B. J. Bushman, "Pray for those who mistreat you: Effects of prayer on anger and aggression," *Personality and Social Psychology Bulletin* 37 (2011): 830-37.

第六章 失败

174 Participants were asked to kick an American football: J. K. Witt and T. Dorsch, "Kicking to bigger uprights: Field goal kicking performance influences perceived size," *Perception* 38 (2009): 1328-40.

177 Another common New Year resolution error is goal bingeing: E. J. Masicampo and R. F. Baumeister, "Consider it done! Plan making can eliminate the cognitive effects of unfulfilled goals," *Journal of Personality and Social Psychology* 10 (2011): 667-83.

179 Failures sap our confidence, our motivation, and our hope: L. D. Young and J. M. Allin, "Persistence of learned helplessness in humans," *Journal of General Psychology* 113 (1986): 81-88.

181 Failure can also be very misleading: Ibid.

183 Test anxiety is especially problematic: R. Hembree, "Correlates, Causes, Effects, and Treatment of Test Anxiety," *Review of Educational Research* 58 (1988): 47-77.

183 consider what happens when girls take math tests: S. Spencer, C. M. Steele, and D. M. Quinn, "Stereotype threat and women's

math performance," *Journal of Experimental Social Psychology* 35 (1999): 4-28.

186 Fear of failure makes many of us engage in all manner of self-handicapping behaviors: A. J. Martin, H. W. Marsh, and R. L. Debus, "Self- handicapping and defensive pessimism: A model of self-protection from a longitudinal perspective," *Contemporary Educational Psychology* 28 (2003): 1-36.

187 Fear of Failure in Families: A. J. Elliot and T. M. Thrash, "The intergenerational transmission of fear of failure," *Personality and Social Psychology Bulletin* 30 (2004): 957-71.

189 Choking is based on a similar dynamic: M. S. DeCaro, R. D. Thomas, N. B. Albert, and S. L. Beilock, "Choking under pressure: Multiple routes to skill failure," *Journal of Experimental Psychology: General* 140 (2011): 390-406.

191 Further, providing social and emotional support alone: N. Bolger and D. Amarel, "Effects of social support visibility on adjustment to stress: Experimental evidence," *Journal of Personality and Social Psychology* 92 (2007): 458-75.

194 a surprising aspect about failure: K. M. Sheldon, N. Abad, Y. Ferguson, A. Gunz, L. Houser- Marko, C. P. Nichols, and S. Lyubomirsky, "Persistent pursuit of need- satisfying goals leads to increased happiness: A 6- month experimental longitudinal study," *Motivation and Emotion* 34 (2010): 39-48.

196 One study illustrated this point with a group of seniors: C. A. Sarkisian, B. Weiner, C. Davis, and T. R. Prohaska, "Pilot test of attributional retraining intervention to raise walking levels in sedentary older adults," *Journal of the American Geriatric Society* 55 (2007): 1842-46.

196 Since it is best to pursue one goal at a time: R. Koestner, N. Lekes, T. A. Powers, and E. Chicoine, "Attaining personal

goals: Self-concordance plus implementation intentions equals success," *Journal of Personality and Social Psychology* 83 (2002): 231-44.

197 defining your goal in ways that are personally meaningful: R. M. Ryan, G. C. Williams, H. Patrick, and E. Deci, "Self-determination theory and physical activity: The dynamics of motivation in development and wellness," *Hellenic Journal of Psychology* 6 (2009): 107-24.

200 For example, asking women intending to get a breast cancer exam: S. Orbell, S. Hodgkins, and P. Sheeran, "Implementation intentions and the theory of planned behavior," *Personality and Social Psychology Bulletin* 23 (1997): 945-54.

206 In studies, seeing the humor: J. Stoeber and D. P. Janssen, "Perfectionism and coping with daily failures: Positive reframing helps achieve satisfaction at the end of the day," *Anxiety, Stress, and Coping* 24 (2011): 477-97.

207 Jim Short: http://www.jokes.com/funny/jim+short/jim- short--not-a-loser.

209 Whistle While You Choke: S. Beilock, Choke: *What the Secrets of the Brain Reveal about Success and Failure at Work and at Play* (New York: Free Press, 2010).

210 In a series of recent studies, four hundred seventh graders: G. L. Cohen, J. Garcia, V. Purdie- Vaughns, N. Apfel, and P. Brzustoski, "Recursive processes in self- affirmation: Intervening to close the minority achievement gap," *Science* 324 (2009): 400-403.

211 college women taking physics: A. Miyake, L. E. Kost- Smith, N. D. Finkelstein, S. J. Pollock, G. L. Cohen, and T. A. Ito, "Reducing the gender achievement gap in college science: A classroom study of values affirmation," *Science* 330 (2010):

1234-37.

第七章 自卑

213 the overwhelming majority of self- esteem programs simply don't work: W. B. Swann, C. Chang- Schneider, and K. L. McClarty, "Do people's self- views matter? Self- concept and self- esteem in everyday life," *American Psychologist* 62 (2007): 84-94.

213 Further, people with low self- esteem are often less happy: for a brief review see K. D. Neff, "Self- compassion, self- esteem, and well-being," *Social and Personality Psychology Compass* 5 (2011): 1-12.

214 Having very high self- esteem has its own set of pitfalls: Ibid.

214 there has been a general "grade inflation" in our collective self- esteem: N. Maxwell and J. Lopus, "The Lake Wobegon effect in student self- reported data," *American Economic Review Papers and Proceedings* 84 (1994): 201-5.

215 people with higher self- esteem believe they are more attractive: E. Diener, B. Wolsic, and F. Fujita, "Physical attractiveness and subjective well- being," *Journal of Personality and Social Psychology* 69 (1995): 120-29.

217 people with low self- esteem also rated their own groups negatively: J. Crocker, and I. Schwartz, "Prejudice and ingroup favoritism in a minimal intergroup situation: Effects of self-esteem and threat," *Journal of Personality and Social Psychology* 52 (1987): 907-16.

217 how we feel about ourselves in specific domains of our lives: M. Rosenberg, C. Schooler, C. Schoenbach, and F. Rosenberg, "Global self- esteem and specific self- esteem," *American Sociological Review* 60 (1995): 141-56.

219 having higher self- esteem ... can make us more psychologically resilient: J. Greenberg, S. Solomon, T. Pyszczynski, A. Rosenblatt, J. Burling, D. Lyon, L. Simon, and E. Pinel, "Why do people need self-esteem? Converging evidence that self-esteem serves an anxiety-buffering function," *Journal of Personality and Social Psychology* 63 (1992): 913-22.

219 people with low self- esteem experience rejection as more painful: K. Onoda, Y. Okamoto, K. Nakashima, H. Nittono, S. Yoshimura, S. Yamawaki, and M. Ura, "Does low self- esteem enhance social pain? The relationship between trait self- esteem and anterior cingulated cortex activation induced by ostracism," *Social Cognitive and Affective Neuroscience* 5 (2010): 385-91.

219 We are also more vulnerable to failure when our self- esteem is low: J. D. Brown, "High self- esteem buffers negative feedback: Once more with feeling," *Cognition and Emotion* 24 (2010): 1389-1404.

220 We also respond to stress much less effectively: S. C. Lee-Flynn, G. Pomaki, A. DeLongis, J. C. Biesanz, and E. Puterman, "Daily cognitive appraisals, daily affect, and long- term depressive symptoms: The role of self- esteem and self- concept clarity in the stress process," *Personality and Social Psychology Bulletin* 37 (2011): 255-68.

221 Stress can substantially weaken our willpower: L. Schwabe, O. Hoffken, M. Tegenthoff, and O. T. Wolf, "Preventing the stress-induced shift from goal- directed to habit action with a β- adrenergic antagonist," *Journal of Neuroscience* 31 (2011): 17317-25.

222 The good news is that manipulations to boost self- esteem: for a review see S. E. Taylor and A. L. Stanton, "Coping resources, coping processes, and mental health," *Annual Review of Clinical*

Psychology 2 (2007): 377-401.

222　low self- esteem limits our ability to benefit from positive ones: R. A. Josephs, J. Bosson, and C. G. Jacobs, "Self- esteem maintenance processes: Why low self- esteem may be resistant to change," *Personality and Social Psychology Bulletin* 29 (2003): 920-33.

224　we believe the program helped us improve when it actually did not: A. R. Pratkanis, J. Eskenazie, and A. G. Greenwald, "What you expect is what you believe (but not necessarily what you get): A test of the effectiveness of subliminal self- help audiotapes," *Basic and Applied Social Psychology* 15 (2010): 251-76.

225　Recent research into the usefulness of positive affirmations: J. V. Wood, W. Q. E. Perunovie, and J. W. Lee, "Positive self- statements: Power for some, peril for others," *Psychological Science* 20 (2009): 860-66.

226　One study found that poorly performing college students: D. R. Forsyth, N. K. Lawrence, J. L. Burnette, and R. F. Baumeister, "Attempting to improve academic performance of struggling college students by bolstering their self- esteem: The intervention that backfired," *Journal of Social and Clinical Psychology* 26 (2007): 447-59.

226　Another found that when college students with low self- esteem had roommates: W. B. Swann and B. W. Pelham, "Who wants out when the going gets good?" *Journal of Self and Identity* 1 (2002): 219-33.

227　praising people with low self- esteem for being considerate boyfriends or girlfriends: S. L. Murray, J. G. Holmes, G. MacDonald, and P. C. Ellsworth, "Through the looking glass darkly? When self-doubts turn into relationship insecurities," *Journal of*

Personality and Social Psychology 75 (1998): 1459-80.

228 people with low self- esteem tend to speak up less: R. F. Baumeister, J. D. Campbell, J. I. Krueger, and K. D. Vohs, "Does high self- esteem cause better performance, interpersonal success, happiness, or healthier lifestyles? *Psychological Science in the Public Interest* 4 (2003): 1-44.

234 self- compassion was found to buffer incoming college students: M. L. Terry, M. R. Leary, and S. Mehta, "Self- compassion as a buffer against homesickness, depression, and dissatisfaction in the transition to college," *Self and Identity*, in press (2012).

235 quicker emotional recoveries from separation and divorce: D. A. Sbarra, H. L. Smith, and M. R. Mehl, "When leaving your ex, love yourself: Observational ratings of self- compassion predict the course of emotional recovery following marital separation," *Psychological Sciences* 23 (2012): 261-69.

235 recovered more quickly from failure and rejection experiences: K. D. Neff, "Self- compassion, self- esteem, and well- being," Social and Personality *Psychology Compass* 5 (2011): 1-12.

237 Reminding ourselves that we have significant worth: C. R. Critcher, D. Dunning, and D. A. Armor, "When self- affirmations reduce defensiveness: Timing is key," *Personality and Social Psychology Bulletin* 36 (2010): 947-59.

240 we can bolster our "relationship self- esteem": D. A. Stinson, C. Logel, S. Shepherd, and M. P. Zanna, "Rewriting the self- fulfilling prophecy of social rejection: Self- affirmation improves relational security and social behavior up to 2 months later," *Psychological Science* 22 (2011): 1145-49.

242 feelings of personal empowerment must be supported by evidence: L. B. Cattanco and A. R. Chapman, "The process of empowerment: A model for use in research and practice,"

American Psychologist 65 (2010): 646-59.

248　self- control actually functions more like a muscle: R. F. Baumeister, K. D. Vohs, and D. M. Tice, "The strength model of self- control," *Current Directions in Psychological Science* 16 (2007): 351-55.

249　Scientists have investigated several such "willpower workouts": M. Muraven, "Building self- control strength: Practicing self-control leads to improved self- control performance," *Journal of Experimental Social Psychology* 46 (2010): 465-68.

251　Half of them received lemonade sweetened with sugar: M. T. Gailliot, R. F. Baumeister, C. N. DeWall, J. K. Maner, E. A. Plant, D. M. Tice, L. E. Brewer, and B. J. Schmeichel, "Self-control relies on glucose as a limited energy source: Willpower is more than a metaphor," *Journal of Personality and Social Psychology* 92 (2007): 325-36.

251　Sleep and rest also have a big impact on our willpower's ability to function: R. F. Baumeister, "Ego- depletion and self- control failure: An energy model of the self 's executive function," *Self and Identity* 1 (2002): 129-36.

251　The average person spends three to four hours a day exerting some form of willpower: W. Hofmann, R. F. Baumeister, G. Forster, and K. D. Vohs, "Everyday temptations: An experience sampling study on desire, conflict, and self- control," *Journal of Personality and Social Psychology* 102 (2012): 1318-35.

252　The best way to manage temptations is not to overestimate our ability to manage them: G. Lowenstein, "Out of control: Visceral influences on behavior," *Organizational Behavior and Human Decision Processes* 65 (1996): 272-92; L. F. Nordgren, F. van Harreveld, and J. van der Pligt, "The restraint bias: How the illusion of self- restraint promotes impulsive behavior,"

Psychological Science 20 (2009): 1523-28.

253 researchers in one study gave moviegoers stale popcorn: D. T. Neal, W. Wood, M. Wu, and D. Kurlander, "The pull of the past: When do habits persist despite conflict with motives?" *Personality and Social Psychology Bulletin* 37 (2011): 1428-37.

图书在版编目(CIP)数据

情绪急救:治疗失败、拒绝、内疚等因素导致的各种日常精神伤害的
实用策略 /(美)温奇著;孙璐译 .-- 上海 : 上海社会科学院出版社, 2015
书名原文: Emotional First Aid:Practical
Strategies for Treating Failure,Rejection,Guilt,
and Other Everyday Psychological Injuries
ISBN 978-7-5520-0913-2

Ⅰ.①情… Ⅱ.①温… ②孙… Ⅲ.①精神疗法—研
究 Ⅳ.① R749.055

中国版本图书馆 CIP 数据核字(2015)第 127868 号

上海市版权局著作权合同登记号:图字 09-2015-358

情绪急救

作　　　者:［美］盖伊·温奇博士
译　　　者:孙　璐
责任编辑:李　慧　唐云松
特约编辑:陈朝阳
出版发行:上海社会科学院出版社
　　　　　　上海淮海中路 622 弄 7 号　电话 63875741　邮编 200020
　　　　　　http://www. sassp.org.cn　E-mail: sassp@sass.org.cn
印　　　刷:天津旭丰源印刷有限公司
开　　　本:710×1000 毫米　1/16 开
印　　　张:17.75
字　　　数:180 千字
版　　　次:2015 年 8 月第 1 版　2022 年 8 月第 12 次印刷

ISBN 978-7-5520-0913-2/R·026　　　　　　定价:35.00 元